9割が間違っている「たんぱく質」の摂り方

金津里佳

青春新書
INTELLIGENCE

はじめに

「たんぱく質が大切」。

その考え方が浸透し、最近は意識して肉を多めに食べる人が増えています。

健康のためにと、プロテインでたんぱく質を補う人も。

私は、そんな風潮に危機感を抱いています。

肉を代表とするたんぱく質は、ただ食べればいいわけではありません。胃もたれや腸の不調を我慢して無理やり食べるのではなく、肉や魚を「おいしく」「たっぷり」食べられることが、健康の証なのです。

「おいしく」「たっぷり」食べられない身体のまま、無理に肉や魚を食べても、たんぱく質は吸収できません。それどころか、お腹を壊しやすい、疲れやすい、気力がわかない、よく眠れないといったさまざまな不調が出てきてしまいます。

摂取した栄養が自分のモノになるには、代謝という身体の仕組みを無視した摂り方ではいけません。そのことを知らない人が多いように思います。

身体はなかなか複雑で、そう単純ではないのです。


ここ10年の間に、栄養学のスタンダードは大きく変わり、ひと昔前では「正しい」とされていた常識が次々と覆《くつがえ》されています。

「食べる」ことと同じくらい、「食べない」ことを意識してほしい食品があること。

食べすぎると良くないといわれていた食品が、そうではなかったこと。

健康に良いといわれていた食品が、実は身体に悪かったこと。

こうした情報は、まだまだ知らない人が多く、国の対応も遅いと言わざるを得ません。今も多くの医療機関で、従来の「正しくない」栄養指導が行われているのです。

医療機関は、国が推奨すればそれに従わざるを得ないという面もあり、難しいかもしれません。しかし、現場の医療従事者も正しい情報を自らつかむ努力をしなければいけない時期にきていると思います。

私は幼少期から常に身体がだるく、生活の何もかも面倒に感じられ、なんとか1日をやり過ごすだけで精一杯でした。周りから何か言われる前に自分から動く、ということはなかったように思います。

反面、感情のコントロールが難しく、癇癪《かんしゃく》を起こして泣きわめくこともよくありました。

こだわりは強いのに身体が動かない。当然、未来予想図なんて当時の自分は描けるはずもなく、学業もおろそかになっていきました。

しかし一人暮らしを機に、節約のためファストフードやお菓子を食事代わりにすることが減ってくると、それまで不調だと感じられないほど当たり前になっていた自分の不調が、少しずつ良くなっていったのです。

当時はまだ波がありましたが、身体のだるさが少しずつ楽になり、血が出るほど掻きむしっていた皮膚の痒みが、軽くなっていったのです。

その頃から、「食べ物と身体」に興味を持ちはじめ、食べ物がどう身体に影響するのか、それに対するしっかりとした論拠がほしいと思い、学校で学び直しました。

管理栄養士になってからは、あらゆる書籍をむさぼるように読み漁り、いろいろな食の情報の論拠を探し続けています。

40代で本格的に栄養療法に取り組みはじめてから、肉などのたんぱく質をしっかり摂る食事に変えました。

私が受けてきた栄養教育は、肉などの動物性たんぱく質は摂りすぎると身体に良くない、野菜をたっぷり摂りましょうという従来のものでしたので、はじめは不安もありました。

しかし、身体の仕組みを知れば知るほど、たんぱく質をたっぷり摂る重要性に気がついたのです。

たんぱく質の摂り方を変えてから、食後のお腹の張りやガス、皮膚の痒みや湿疹、だるさなどの身体的な不調が、ほとんど気にならないくらいに改善していきました。

改善してはじめて、以前の不調は当たり前ではないと客観的に認識することができたのです。


もうひとつ、大きな変化がありました。

たんぱく質をしっかり摂ることは、心にも大きな影響があったのです。

身体の不調が改善してくるにつれ、「これがしたい」「私はこれが好き」といった心の声が聞こえてくるようになりました。

自分の輪郭がはっきりするような、「自分のことがわかってきた」ような、そんな感覚です。

ずっと「自分がよくわからない」と思い続けていた私が、です。

つくづく、身体と心はつながっていると思います。


食べ物の栄養と聞くと、今の身体の不調や将来の病気に備えて情報を得ようと思う人が多数ではないかと思います。

もちろんそれでも良いのです。

でも、皆さんにはもう1歩、踏み込んでほしい。

得た情報を鵜呑みにせず、少し疑ってほしいのです。

自分が納得できる論拠がある情報を選び取ってほしいと思います。


この本では「たんぱく質を1日に◯g摂りましょう」といったように、一律に提案することはしていません。

たんぱく質の摂取量は、同じ人でもタイミングや体調によって変わるからです。


現代は、情報を発信しようと思えば誰でも簡単にできる時代になりました。

医療の現場にいると、患者さんはさまざまな「偽健康情報」を安易に信じ込まされているように感じます。

「ヒトの身体は単純ではなく、そして皆同じではない」ことを無視している健康情報が非常に多い。生化学の観点から見れば笑ってしまうようなひどい内容のものも、たくさん発信されています。

また、「1日で良くなる」「これを飲むだけ」など、耳ざわりの良い宣伝文句が世の中にあふれています。しかし、「簡単」で「便利」な健康情報は、私たちを健康にしてくれる情報ではありません。


「食事は治療」です。

この本でお伝えしたいことは対症療法ではなく、根本治療です。

薬で一時的に症状が抑えられたり、特定の食品で体調が良くなった気がすることではありません。

一生続く食事をするという行為について、根本治療について、改めて考えていただきたいのです。

身体の代謝は単純ではなく、しかも一人一人違います。心身ともに健康であるためには、選び抜いた正しい食の情報を土台にして、ご自身で試行錯誤してほしいと思います。

医療に携わっている医師や管理栄養士の中にも、ごく一部ですが信じられないような情報を発信する人もいます。嘆かわしいことだと思います。

そろそろ医師も管理栄養士も、そして国も、「食べ物と身体」について、本物の情報を発信していかなければいけないと切に思います。

この本では私自身の体験を通して、論拠が納得できる情報だけを選び抜いたつもりです。

忙しくて、健康のことに向き合う暇さえないという人にこそ、読んでほしい。

今日明日中に劇的に変わることはないけれど、未来のあなたは確実に本来の自分を取り戻すはずです。

考えていても何も変わりません。

まずは実行あるのみです。

この本が、「食べる」ということを改めて意識するきっかけになれば嬉しいです。

9割が間違っている
「たんぱく質」の摂り方

contents

第1章
その不調、たんぱく質が原因かもしれません

第2章 たんぱく質の前に、腸粘膜のケアをはじめましょう

第3章 糖質を摂りすぎると、たんぱく質不足に陥るワケ

第4章

アブラへの誤解を解いて、正しく摂りましょう

第5章 肉や魚が「おいしく・たっぷり」食べられる身体に

本文デザイン／青木佐和子
編集協力／上原章江

第1章

その不調、たんぱく質が原因かもしれません

「食べているつもり」が実は…大切なのは消化吸収できる量です

昨今、「たんぱく質ブーム」ともいえるほど、たんぱく質に注目が集まっています。そのおかげで、健康意識が高い方ほど「たんぱく質はしっかり食べているので、足りているはずです」とおっしゃることが多いように感じます。しかし、詳しくお話を伺ってみると、残念ながら、そうではないことがほとんどです。

その方がたんぱく質不足かどうかを判断するには、血液検査の結果を参考にしつつ、まずは3日分くらいの食事内容を伺います。この段階で、ご本人が思っているほどはたんぱく質が摂れていない場合がかなり多いです。

一方、たんぱく質がしっかり摂れていた方には「肉をたくさん食べたとき、胃がもたれたり、お腹がゆるくなることはありますか」と伺います。ここで、胃腸の不快な症状がなく、便の状態も良いということであれば、たんぱく質が足りている方だと判断します。しかし、こういう方はかなり少数です。

実際には、胃腸が良好な状態とはいえないにもかかわらず、無理してたんぱく質を摂っている方が少なくありません。この場合、摂ったたんぱく質がきちんとアミノ酸に分解されないため、身体の原料やエネルギー産生の原料として使うことができません。食べた量のたんぱく質をしっかり消化吸収できていないのです。

こういう方は、自分が消化吸収できる量を超えて、たんぱく質を摂ろうとしていることになるわけですが、これではたんぱく質が十分に摂れないばかりか、体調は一向に良くならず、日々不快な症状を感じるばかりです。

つまり、重要なのは、たんぱく質を〝食べる〟量ではなく、たんぱく質を〝消化吸収できる〟量。現代人の場合、たんぱく質を消化吸収できる量が少ないためにたんぱく質不足になっている人が多いように思います。

では、たんぱく質が不足しているとどんな症状が現れるのか、見ていくことにしましょう。

たくさん肉を食べた翌日、便がゆるくなりませんか？

「たんぱく質をしっかり摂るために、お肉を食べるようにしています」

最近になって、こうした声をよく聞くようになりました。昨今の糖質制限ブームもあり、ごはんは少なめにして、肉を中心としたおかずを以前よりたくさん食べるという方が増えてきたように思います。

でも、夕食に焼き肉など、肉をたくさん食べたときに限って翌日の便がゆるくなる な――そう感じたことはありませんか？

「そういえば……」と思った方は、たんぱく質不足の可能性大です。

「一生懸命たんぱく質を食べているのにたんぱく質不足って、どういうこと？」と、皆さん、不思議に思われるでしょう。

本来、たんぱく質を食べただけで便がゆるくなることはありません。肉を食べてこうした症状が出るのは、肉などのたんぱく質を消化するために必要な、消化酵素と胆汁酸が足りていない証拠。そして、この消化酵素と胆汁酸の原料となるのが、そもそもたんぱく質なのです。

つまり、たんぱく質を消化吸収するには体内に十分なたんぱく質が必要であり、そうでない人が無理にたんぱく質を食べても、ちゃんと消化吸収できずにお腹の調子を崩してしまうことになるのです。

たんぱく質は、たくさんのアミノ酸がつながってできています。私たちが食事で肉を食べると、消化酵素がたんぱく質をアミノ酸レベルにまで分解し、胆汁酸が脂質を乳化します。

ですから、消化酵素と胆汁酸が不足すると、たんぱく質がうまく消化吸収できずに消化不良になり、下痢や軟便、胃もたれや膨満感、ガスの貯留などさまざまな不快症状を引き起こしてしまうのです。また、お腹がゆるくなるだけでなく、便秘になってしまう人もいます。便秘の人は、日ごろから便秘がちなため、便秘が肉などのたんぱく質をたくさん食べたことと関係しているかどうか、気づかないことが多いようです。

それだけではありません。

消化酵素が不足していると、しっかりアミノ酸に分解されて身体に取り込まれるはずのたんぱく質が、ブツブツといくつかつながった未消化の状態のまま体内に取り込まれてしまいます。これらは身体の原料やエネルギーの原料として使うことができない〝異物〟です。体内に入った異物は、身体に炎症を起こす原因になったり、アレルギーの原因になったりしてしまいます。

身体のために良かれと思って一生懸命食べたたんぱく質が身体の栄養になっていないばかりか、炎症などの要因となっていたなんて、夢にも思わなかった人が多いのではないでしょうか。

肉をたくさん食べた翌日、下痢または軟便だけでなく、便の表面がツルツルとアブラっぽい、おならが臭うなどの症状が見られたら、たんぱく質不足による消化不良の可能性があると考えたほうがよいでしょう。

実際には、肉をたくさん食べた翌日下痢になったとしても、「食べすぎたからかな？　アルコールのせいかな？」などと軽く考えたり、数日で改善するためあまり気にしない人も多いようです。

でも、肉をたくさん食べるたびにこうした不快症状が出ていると、本人も気づかないうちに、無意識に肉をあまり食べなくなっていきます。この〝無意識〟というのが問題です。知らず知らずのうちに、その人のたんぱく質不足は進行し、どんどんたんぱく質を食べられない身体になっていってしまうからです。

あるいは、〝肉はそんなに食べないほうが身体に良い〟という、日本の栄養教育の刷り込みも手伝って、意識的に食べる量を減らしてしまう人もいます。特に健康意識の高い女性に多いように思います。

いずれにせよ、肉を食べる量がどんどん減っていけば、当然、体内のたんぱく質は減っていきます。そして、消化酵素や胆汁酸が十分に作られなくなり、がんばってたんぱく質を食べてもしっかり消化吸収することができず、さらにたんぱく質が不足していくという「負のスパイラル」に陥ってしまうのです。

アブラっぽいのは苦手…は、危険な状態です

40歳くらいから、「年のせいか、若い頃ほどたくさんお肉を食べられない」とか、「焼き肉は好きだけれど、豚バラとかカルビとかアブラっぽいものは苦手になった」とおっしゃる方が増えてきます。

皆さん、年のせいとか、単なる好き嫌いの問題だと思っているようですが、アブラっぽいものが食べられなくなるのは、実際にはたんぱく質不足が主な原因であることが少なくありません。

アブラっぽいものを食べたときに胃がもたれるのは、やはり胆汁酸が少ないからです。健康な人は、少々アブラっぽいものを食べても、しっかり胆汁酸を出すことで、すっきりと消化できるのです。

アブラっぽいものが苦手な方の中には、食べるたびに胃もたれするため、「もとも

と自分はアブラっぽいものが体質に合わない」と思い込んでいる方が多いのですが、たんぱく質不足が原因であることがほとんどといってよいでしょう。実際、「アブラっぽいものは苦手」と言う人の食事内容を聞いてみると、たいていたんぱく質が足りていないのです。

そうした方の中には〝アブラっぽいものが苦手なのは健康的なこと〟だと思っている人もいて、なんだか得意げにお話されることもあるのですが、残念ながら決して健康的な状態ではありません。

反対に、かなり高齢になってもたっぷりのサーロインステーキを食べることができる人は、消化酵素と胆汁酸が十分量あり、たんぱく質をしっかり消化吸収できているということです。いくつになってもヒレ肉だけでなく、いろいろな部位のお肉をぱくぱくと食べられる、これぞまさに、〝健康的〟といえる状態なのです。

肉をあまり食べられない、アブラっぽいものは苦手という人は、残念ながらたんぱく質不足が進んで慢性化している可能性があるので、そのままだとかなり危険な状態といえるでしょう。

私たちの身体でたんぱく質を原料として作られているものは、消化酵素や胆汁酸といった消化吸収に関わるもののほかに、性ホルモンや副腎ホルモン（抗ストレスホルモン）、メンタルに関わる神経伝達物質など、挙げるときりがないほどたくさんあります。ですからたんぱく質不足が慢性化していたとしたら、健康でいられるはずがないのです。

ガスや膨満感は、たんぱく質が足りていない証拠

肉をたくさん食べたからではなく、基本的にいつもお腹の状態が良くない人もいると思います。常にお腹が張っていたり、しょっちゅうおならが出たりするのです。

実は、昔の私もそうでした。子どもの頃、みんなおならはよく出るものだと思っていたのですが、普通の人はそうじゃないと知って、小さな衝撃を受けました。おならの多さで、私の青春時代は苦労の多いものでした。

それはさておき、食事に関係なく、いつもお腹が張っている人、よくおならが出るという人も、たんぱく質が足りていない可能性が大きいです。

つまり、肉を食べてお腹がゆるくなる人、肉があまり食べられなくなってきた人、食事に関係なくいつもお腹の状態が思わしくない人は、いずれもたんぱく質が足りていないと考えられるわけですが、実は、その原因は、消化酵素や胆汁酸の不足にとど

りません。もっと根本的な大きな問題――リーキーガット症候群である可能性がとても高いのです。

リーキーガットとは、直訳すると〝漏れている腸〟です。小腸の上皮粘膜が、炎症により粗い網目のようにゆるんでしまっている状態を意味しています。

リーキーガットになると、たんぱく質の吸収が途端に悪くなるので、たんぱく質をいくら食べても、たんぱく質不足を解消することが難しくなります。当然、消化酵素も胆汁酸も不足してしまうので、肉などを食べる力もどんどん衰えていきます。

リーキーガットこそが、たんぱく質不足の根本的な問題と言っても過言ではないのです。

「リーキーガット？　健康診断で指摘されたこともないし、自分には関係ないな」と思われるかもしれませんが、お腹の調子が慢性的に悪い人はリーキーガットの可能性があります。リーキーガットについて、詳しくは第2章で述べますが、実際には現代人の多くの方がリーキーガットになっていると考えられるのです。

プロテインが原因で、お腹が不調の人もいる

近年、たんぱく質補給を目的にプロテインを摂る人が増えました。実際、いろいろな製品が続々発売されているようで、私の周りにも、若い方だけでなく、プロテインを摂っている中高年の方が何人もいらっしゃいました。

私は、「食事がどうしてもおろそかになるからプロテインを飲んでいます」という声を聞くと、皆さんにプロテインとはどういうものかをお伝えしなければと、少し焦りにも似た感情を抱いてしまいます。「プロテインはおすすめできません」と、はっきりここでお伝えしたいと思います。

まず、プロテインを飲んでいる方の中には、お腹が張ったり、下痢をしたりしているという方が多くいらっしゃいます。これも実は、肉を食べるとお腹がゆるくなるのと同じ状態。リーキーガット症候群で腸粘膜が健全でない人や、たんぱく質不足があ

る人がプロテインを飲むと、きちんと消化酵素が働かず、消化不良を起こしてしまいます。こうなると、たんぱく質を補いたくてプロテインを飲んでいるのに、たんぱく質が補給できないだけでなく、身体に負荷がかかってしまいます。

さらに、アミノ酸に分解されないまま身体に取り込まれた未消化のたんぱく質は身体にとって異物ですので、身体のエネルギーとして利用することができません。おまけに異物が入ってくると身体はアレルギー症状を引き起こす抗体を作りやすくなるので、いろいろなたんぱく質（野菜にも花粉にもたんぱく質は含まれています）に過敏になったり、体内で炎症を起こしやすくなったりしてしまいます。

また、プロテインは、熱処理して変性したたんぱく質に亜鉛やカルシウム、鉄などを添加しているものが多いのですが、残念ながら変性したたんぱく質や含有量が非常に少ないミネラルは、効果が期待できるものではありません。鉄は非ヘム鉄というタイプの鉄で、体内の炎症を大きくするリスクもあります。

その上、プロテインを常用することで、含有されている人工甘味料や香料など身体にとって余計なものを、毎日せっせと摂ることになってしまいます。

つまり、リーキーガット症候群の人はもちろん、腸粘膜が健全でお腹の不具合がない人にとっても、プロテインはメリットよりデメリットのほうが大きいのです。

ですから、私がプロテインをおすすめする対象は、咀嚼《そしゃく》が困難になったご高齢の方、または大会前のアスリートの方のみです。アスリートの方も、腸粘膜が健全であることが前提となります。病中病後など緊急の場合は、プロテインではなく、アミノ酸のサプリメントを摂ることをおすすめしています。

やはりたんぱく質は、肉や魚、卵、大豆製品など、食品から摂るようにしたいものです。肉にはたんぱく質だけでなく、ビタミンB群、亜鉛、身体で利用しやすいヘム鉄がたっぷり含まれています。これらは、身体の代謝に必要な酵素の原料になります。

なお、プロテインを継続して摂ると、尿素窒素（BUN）という血液マーカーが上昇してきます。ここ5年ほど、プロテインを飲んで上昇してしまった人が増えたと感じています。

このマーカーが上昇するときは、体内で筋肉を壊してたんぱく質不足を補っている可能性があります。お腹を壊すなどの自覚症状がなくても、BUNが上昇している場合、プロテインによって身体に負荷がかかっている状態かもしれません。

ＢＵＮ上昇の原因として、消化管からの出血の可能性もあります。プロテインの摂取を中止してしばらくたっても高値が続く場合は、医師に相談してください。

「ま、いいや…」はたんぱく質不足のサイン

たんぱく質不足というと、多くの方が、身体の不調と関係しているものとイメージされるでしょう。しかし、たんぱく質不足は、メンタルにも大きな影響を与えます。

「はじめに」でも述べた通り、私自身、栄養に無頓着だった若い頃は、いつも頭がぼんやりしていて、やる気のない、なんでもすぐに諦めてしまう人間でした。それが自分の生まれ持った〝性格〟だと思っていたのですが、今考えると原因はたんぱく質をはじめとした栄養素の不足によるものだったと思います。

なぜたんぱく質が不足すると、やる気のない人、諦めの早い人になってしまうのでしょうか。それは、ドーパミンをはじめとした、神経伝達物質やホルモンが深く関係しています。

ドーパミンは、意欲や集中力、学習や記憶といったことと深く関わっている物質。

目標が達成されたときなど、ドーパミンが出ることによって脳が「快感」を覚えます。その結果、人は、次の行動への意欲を高めていくのです。

ドーパミンが自動的にきちんと分泌されていれば、世の中の人は誰もが意欲があってやる気マンマンになるはずですね。しかし実際には、そんなことはありません。ドーパミンをはじめさまざまな神経伝達物質やホルモンの生成量・分泌量は、個人差がとても大きいのです。

そうした差を生む大きな原因のひとつが食事です。ドーパミンは最初から私たちの体内に備わっているわけではなく、口から摂った栄養素を原料にして体内で生成されるものだからです。

そのもっとも重要な原料が、たんぱく質です。また、ビタミンB群や鉄も併せて必要です。

このように、たんぱく質不足をはじめとする栄養素の不足は、意欲や集中力の低下に大きく影響します。

きちんと食事でたんぱく質が摂れている人は、ドーパミンが適正に分泌され、常にやる気があるわけですから、本来持っている実力が十二分に発揮され、仕事もプライベートもうまくいくことが多いものです。

反対に、食事でたんぱく質が十分摂れていないと、やる気が出ない↓仕事でもプライベートでもなかなか自分の力を発揮できない↓食事に対してさえ意欲がわかない↓ますますたんぱく質が摂れなくなる、という図式が成立してしまいます。

物事に対して「ま、いいや……」という考えが頻繁に浮かぶようになっているなら、食事の見直しが必要かもしれません。もしかしたら、あなたの意欲のスイッチは、食事の中にあるかもしれないのです。市販のエナジードリンクなどでは到底かなわない、あなた自身の意欲スイッチを、食事を改善することでONにしてください。

本来の自分のパフォーマンスが発揮できていないなんて、とてももったいないことです。自分の実力を発揮するために職場や環境を変えることは難しいかもしれませんが、食事を変えることなら、今日からできます。

なんだか気分がユウウツという人も、たんぱく質が不足しているかも

神経伝達物質やホルモンにはさまざまな種類があり、ドーパミンのほか、たとえばセロトニンやメラトニン、GABAなどがありますが、いずれも主な原料はたんぱく質です。

セロトニンはご存じの方も多いと思いますが、〝幸せホルモン〟などと呼ばれ、心の安定に欠かせません。メラトニンは睡眠を司《つかさど》るホルモンで、夜になってしっかり分泌されることで私たちは気持ちよく眠りに入れます。そして、近年知られるようになったGABAは、興奮を抑えて気持ちをリラックスさせる物質です。

中でも、メンタルを良好に保つにはセロトニンが重要です。心身の安定を保ち、ドーパミンが暴走したりしないようコントロールしてくれる働きがあります。

抗うつ剤の中にはセロトニンを減らさないようにすることで効果を発揮するものが

あり、このことからもセロトニンの分泌量が心身の状態に大きな影響を与えていることがおわかりいただけると思います。

ですから、たんぱく質が不足していると、セロトニンも不足してしまい、どうも気分がうつうつとしたり、暗い気持ちになってしまったりすることがあるのです。

ほかにも、コルチゾールというホルモンの分泌が低下して、うつのような症状になってしまう場合も、栄養素の不足が原因のひとつになっている可能性があります。

うつ病の場合、専門医の診断と薬による治療が欠かせません。しかし、うつ症状を改善していくためには、同時に食事の内容を確認してみることも非常に重要だと思います。食事の改善がうまくいくと、体内のたんぱく質量、そしてセロトニンやGABAの量が増え、うつ症状の改善に効果を発揮することもあるからです。

さらに、近年になって、更年期の性ホルモン低下と、セロトニン分泌低下に相関関係があることが知られるようになりました。心の安定のために、男性も女性も、50代以上の人は特に意識して、ホルモンや神経伝達物質の原料であるたんぱく質を摂る必要があるといえるでしょう。

睡眠の質も、たんぱく質が担っている

心身の健康のために欠かせない睡眠の質も、たんぱく質と大いに関係があります。寝ている間、脳内では日中の膨大なデータが整理され、体内では身体のメンテナンスが行われています。大事なリカバリーの時間なのですから、眠れないと体調が優れなくなるのは当然ですね。ぐっすり眠れると、気持ちまでも上向きになります。

睡眠の質を良くするとうたった乳酸菌飲料が売れるなど、睡眠にますます注目が集まっているようですが、睡眠の質を改善するために本当に大切なことは意外と知られていないようです。「眠りが浅いのはストレスのせい」「眠れなくなったのは歳のせい」などと思い込んでいる方が少なくないのですが、実際には、眠れない原因はストレスや加齢だけではなく、たんぱく質不足が関係している可能性が大いにあるのです。

理由を説明していきましょう。

眠りを司るホルモンであるメラトニンは、先述のセロトニンから作られます。まず、たんぱく質、ビタミンB群、鉄を主な原料にセロトニンが作られ、セロトニンとマグネシウムを原料にメラトニンが作られます。そして、私たちは朝日を浴びてから14～16時間後に脳内でメラトニンが分泌されることで、眠くなります。

メラトニンの生成や分泌が低下すると、夜なかなか寝つけないだけでなく、夜中に目が覚めてしまったり、眠りが浅くなるなど、睡眠の質が低下してしまいます。ですから、私たちがしっかり眠れるかどうかは、メラトニンの主要な原料であるたんぱく質が摂れているかが、重要なカギとなってくるのです。

最近、〝眠りの質を改善する！〟といったうたい文句で、「グリシン」を含むサプリメントがたくさん売られています。グリシンはたんぱく質を構成するアミノ酸のひとつですので、食事からたんぱく質がしっかり摂れていれば、当然、グリシンも摂れていることになります。また、アミノ酸には、体内で作ることができないため食事から摂る必要がある「必須アミノ酸」と、体内で作ることができる「非必須アミノ酸」の2種類があるのですが、グリシンは非必須アミノ酸です。

もう少し詳しく説明すると、食事から摂ったグルタミン酸からセリンが合成され、セリンからグリシンやシステインが合成されます（グルタミン酸もセリンもシステインもアミノ酸です）。要するに、グリシンはあえて口から摂る必要はないのです。

人間の身体はうまくできていて、グリシンが必要なときは、必要な量がその人の体内で合成されます。ですから私は、サプリメントのグリシンよりも、肉や魚などのたんぱく質で、アミノ酸をしっかり補給することをおすすめします。

なお、あまりにも眠れなくなっている人は、医師に相談の上、睡眠のための薬を服用することをおすすめします。身体が楽になってきたら、ご自身の食事のたんぱく質を意識してみてください。

最近は「睡眠負債」という言葉も聞くようになりました。「睡眠負債」とは、慢性的に睡眠不足の状態が続き、その負債が蓄積されて心身へ支障をきたしている状態のことです。こうなってからでは、どうしてもリカバリーに時間がかかってしまいます。

睡眠負債をため込んでしまわないように、毎日の食事でしっかりたんぱく質を摂りましょう。

たんぱく質不足はむくみます

「夕方になると足のサイズが変わる」「むくんでいるところを押すと指のあとがつく」という、むくみに悩んでいる方はたくさんいます。

以前の私も、夕方になると足がひどくむくんで、指で押すとくっきりとあとがついていたのですが、朝になると元に戻るため、むくみやすい体質かな？くらいに軽く考えていました。

でも、むくみは体質ではありません。病気でむくむ方は別として、むくみの主な原因は、たんぱく質不足からくる脱水なのです。

「むくんでいるのに脱水？」という方が多いと思うので、仕組みをご説明しましょう。

血中のたんぱく質が減ると、血液はそのたんぱく質濃度を維持しようとして、水分を血管の外に出してしまいます。その水分を受けた組織が水ぶくれのようになり、浮《ふ》腫《しゅ》と呼ばれる状態になるのです。同時に血管内は脱水となります。むくんでいると身体に水がたくさんありそうですが、実はその逆のこと、つまり脱水が起きているのです。

むくんでいると、よく「水分を（正確にはナトリウム）を体外に出してくれるカリウムをたくさん摂りましょう」と言われることがありませんか？　しかし、血中のたんぱく質不足がむくみの根本的な原因ですから、カリウムを摂ったところでむくみは改善しません。

また、むくんでいる人が、水分を摂るのを我慢するのは良くありません。とはいえ、むくんでいる人がどんどん水分をとればいいかというと、たんぱく質が不足している状態でただ水を体内に入れても、尿として出てしまうだけでむくみは解消しません。まずはたんぱく質をしっかり摂って、血中のたんぱく質濃度を上げていくことが重要なのです。

たんぱく質の不足によるむくみがあるかどうかは、足を見たり指で押してみればわかりますが、血液検査の「総蛋白《たんぱく》」の項目も参考になるので、自覚症状と併せて判断されるとよいと思います。総蛋白が7・5以上であれば、たんぱく質不足の可能性大です。

併せて解説しておくと、血液検査の「総蛋白」は、自分にたんぱく質が足りているかどうかの目安になります。一般検診に記載されている「基準値」はいったん忘れてください。あれはあくまでも「病気ではない」という基準であり、全身の健康から考えると適切な値はだいぶ異なります。

総蛋白のベストな値は7・2以上〜7・5未満。総蛋白は低すぎても高すぎても、たんぱく質が足りていないことを表します。7・2未満であれば、数値の通り、たんぱく質は足りていません。一方で、7・5以上の場合は、たんぱく質が少ないため血管の外に水分を出して浸透圧を調整している可能性もあります。この場合、水分が少ないのでたんぱく質の比率は高くなり、結果的に高値になるのです。いずれの場合も、結論としてはたんぱく質が足りていないことになります。ぜひ、次回の検診時にご自身の数値をご確認ください。

まぶたの腫れぼったさや顔のむくみも、仕組みは足のむくみと同じなので、同様にたんぱく質不足の可能性があります。顔が腫れぼったいと、なんだか気分が盛り上がらないですよね。いつまでも美しくありたいと願うのは、男女共通だと思います。むくみのないすっきりとした身体のためには、水分を控えるのではなく、しっかりたんぱく質を摂ることが大事なのです。

ただし、腎臓の機能低下のある方はまったく別の話になるので、腎臓が悪い方は医師とよく相談してください。

ちなみに、むくみやすい人はだいたい〝スイーツ好き〟か〝炭水化物好き〟です。糖質には水を抱え込む性質があり、糖質を摂るとたんぱく質の比ではないほどたくさんの水分を抱え込みます。糖質制限をするとはじめの頃に一気に痩せるのは、体脂肪が落ちているのではなく、単に水分が身体から出るからです。

男性と比べると筋肉が少ない女性が甘い物や炭水化物をたくさん摂ると、あっという間にむくんでしまいます。とにかく、むくむのは水分の摂りすぎではなく、たんぱく質の不足だということだけは、覚えておいていただきたいと思います。

たんぱく質不足は骨粗鬆症とも深い関係が

「あの人いつも姿勢が良いね」皆さんの周りにも、ピーンと背筋が伸びて姿勢の良い方がいらっしゃると思います。良い姿勢を保つために必要なものは何でしょうか。

そう、筋肉と骨です。

筋肉が少なくなると背中は曲がり、お腹が出てきます。歩くときも、少ない足の筋肉では身体を支えにくくなってくるので、振り子のように勢いで歩くようになってしまい、風を切って颯爽と歩く姿とは、ほど遠くなっていきます。

姿勢を良くするために、筋肉の材料になるたんぱく質をしっかり摂る必要があるのですが、実は、骨のためにもたんぱく質は必要です。「骨といえばカルシウム」と皆さん思われているようですが、カルシウムと共にたんぱく質を原料とするコラーゲンも骨の重要な材料なのです。

では、コラーゲンは骨の何割くらいを占めていると思われますか。なんと、骨の体積の半分はコラーゲン。皆さんが想像しているより多いのではないでしょうか。

骨の構造はよく鉄筋コンクリートに例えられます。鉄筋コンクリートは鉄筋の骨組みがあり、その上をコンクリートが覆っています。コンクリートに当たる部分がカルシウム、鉄筋に当たる部分がコラーゲンと考えるとわかりやすいかと思います。

コラーゲンは柔軟でありながらも、とてもしっかりしたものです。皮膚の構成成分でもあるので、たんぱく質が不足していてコラーゲンの強度が弱いと、骨も皮膚もぐにゃりとなってしまいます。

骨粗鬆症《こつそしょうしょう》のための骨密度測定検査は、骨量（コンクリート部分）を図るものなので、骨密度低下＝カルシウム不足と判定されます。実際には、鉄筋部分のコラーゲンが減れば当然骨は脆《もろ》くなるのですが、コラーゲンの量はこの検査では測れないので、骨粗鬆症検査で問題がなくても、コラーゲン不足により骨が脆くなってしまっていることはあり得るのです。この場合、一生懸命カルシウムを摂ったところで、それだけではしっかりとした骨にはなりません。

骨粗鬆症の進行を止めたいという場合は、カルシウムだけではなくコラーゲンの原料であるたんぱく質、ビタミンC、鉄などを摂ることが重要です。カルシウムをサプリメント等で摂るときはマグネシウムも一緒に摂ることをおすすめします。

また、カルシウムはアルブミンというたんぱく質によって運ばれるので、たんぱく質が不足するとアルブミンも不足してカルシウムを運べないことになり、血中のカルシウムが不足します。ここでもたんぱく質が働いてくれているのです。「骨を強くするにはカルシウム」という一般的な考え方を、改めていきたいところです。

ちなみに、コラーゲンは脳出血の予防にも重要な働きをしています。脳出血は、動脈壁の弱いところが膨らんで、そこが破けてしまうことで起きるのですが、動脈はコラーゲンで包まれているため、そのコラーゲンがしっかりしたものであれば破れにくくなります。脳出血予防にもコラーゲンの材料であるたんぱく質を摂ることが重要なのです。

余談ですが、コラーゲンは食品として摂っても身体でコラーゲンとして使われることはほとんどありません。飲むコラーゲンなどでコラーゲンを補うことは、身体の構造上無理があります。コラーゲンはバラバラに分解されて身体に取り込まれ、違うものに再合成されるので、飲むコラーゲンでは、「お肌ピチピチ」「血管が丈夫」にとはならないのです。近年、分解されずに取り込まれたコラーゲンが生成増殖につながったという報告がありましたが、「分解されず」というのは消化器に負担がかかりますし、この報告はまだまだ研究段階ということですので、現段階ではコラーゲンそのものを外から補うことはできないと考えたほうがよいでしょう。

「体重1kgあたり、たんぱく質1g」とよく聞くけれど…

ここまで、たんぱく質が不足すると、どんな症状が起きてくるのか、主なものを挙げてきました。

では、私たちは、いったいどれくらいのたんぱく質を食べればよいのでしょう。患者様からも、「たんぱく質は1日何g摂ればよいのか」という質問をたびたび頂戴します。

厚生労働省が「日本人の食事摂取基準2020年度版」で推奨しているたんぱく質量は、年代によって多少違いはありますが、体重1kgあたり、およそ1〜1・5g／日。

例として、体重60kgの人だと、1日60〜90gのたんぱく質を摂ることを推奨していることになります。

では、60ｇのたんぱく質をたとえば肉で摂ろうとしたら、どれくらいの量になるでしょうか。

食品中のたんぱく質量はその食品重量の20％程度とされています。

しかし、肉のたんぱく質は加熱すると5～10％程度減少するため、肉100ｇに対してたんぱく質は10～15ｇという計算になります。

肉100ｇで得られるたんぱく質を10ｇとすると、体重60kgの人の場合、1日におよそ600ｇの肉を食べましょう、というお話になります。

実際には、調理による損失分は無視されることがほとんどですので、一般的な栄養指導では1日に300～450ｇといわれることが多いと思います。

ここまで読んで、どうでしょうか。

とても面倒ですし、そんなには食べられないと感じた人が多いのではないでしょうか。

右記の計算式が、厚生労働省でも推奨している〝必要なたんぱく質の算出方法〟です。一般的な病院の栄養士はこれをもとに電卓を叩いて栄養価を計算しています。

しかしこれは、非現実的です。私がこの本でお伝えしたいのは、こうした数字や具体的な量の話ではありません。先にもふれた通り、その人のたんぱく質の消化吸収力を無視しての数字は、あまり参考にはならないということを覚えておいていただきたいのです。

摂取量の数字はうっすら頭の片隅に置いておいて（忘れてしまってもまったく問題ありません）、自分がいま、消化吸収できる量はどのくらいかを把握することがとても大事になってきます。

それでは結局、毎日、どれくらいのたんぱく質を食べればよいのでしょう。

私がおすすめしているのは、肉や魚を中心に、卵、大豆製品などのたんぱく質が豊富な食品を食べて、気持ちよくお腹いっぱいになれるマックスの量です。ちょっとでも辛くなったら、すぐに箸をおいてください。

この量は、年齢や体重によっても変わってきますし、同じ人でも日によって違うでしょう。つまり、必要なたんぱく質量は、最終的には自分で試行錯誤して見つけていくしかないのです。そうしない限り、自分のたんぱく質の適正量はわからないと思います。

計算で出した量を無理に食べようとすると、その人の消化吸収能力を無視していることになってしまい、非常に良くありません。ですから、私が栄養カウンセリングでたんぱく質不足を解消してもらうときは、まず、「絶対にたんぱく質を無理して摂ろうとしないでください」とお話ししています。その上で、たんぱく質を食べていて気持ちがいい量を、ジリジリと少しずつ増やしていってほしいのです。

無理してたんぱく質の量を増やそうとすれば、体調も悪くなりますし、いつまでたってもたんぱく質を効率的に吸収できる身体になりません。何より、不快なので続けられないでしょう。食べられないからといってプロテインに頼ったりするのはもっといけません。決して無理せず、少しずつたんぱく質を消化吸収できる能力を上げていきましょう。

たんぱく質が食べられるようになるにはどうすべきかは第2章で、無理のないたんぱく質の具体的な摂り方、増やし方については、第5章で詳しくご説明します。

第2章

たんぱく質の前に、腸粘膜のケアをはじめましょう

たんぱく質が摂れない原因は、腸粘膜にあった

意識的に肉や魚を食べても、なかなか補給できないたんぱく質。なぜ思うようにたんぱく質を補給することができないのでしょうか。

その原因に迫る前に、多くの方が抱きがちな誤解を解いておきたいと思います。

皆さんは、食べたものはすぐに身体の中に入ったものとイメージしていませんか。

しかし、実際にはそうではありません。

身体は良くできていて、外部の毒や異物などを簡単に身体の中に入れない仕組みをいくつも備えています。口から入ったものは全部が身体に取り込まれるわけではなく、さまざまな関門を突破したものだけが身体に入っていきます。ですから「口に入った」＝「身体に入った」ではないのです。

誤解を解いたところで、たんぱく質が思うように摂れない人が多い原因を解説して

いきましょう。

皆さんは、口から入ったものは、どこから身体の中へ取り込まれると思いますか。多くの方は「胃かな？」と、思われるかもしれません。しかし、胃はまだ身体の外なのです。初期消化をしている場所であって、食べ物の栄養を身体に取り込む役割は果たしていません。

では、食べたものが本当の意味で身体の中に取り込まれる場所はどこかというと、それは小腸の上皮粘膜（以下、腸粘膜）です。

口から入ったたんぱく質がきちんとアミノ酸に分解され、腸粘膜の状態が健康であれば、そこではじめて身体の中に取り込まれていきます。

ですから、もし小腸の上皮粘膜の状態が何らかの原因で炎症を起こしていたり、不健康な状態にあると、私たちは食べ物の栄養素を身体で使える形で取り込めず、食べたものを自分のエネルギーとして利用できない、ということになってしまいます。

つまり、私たちが肉や魚を食べてもたんぱく質として体内に補給できないケースの最大の理由は、小腸の上皮粘膜の炎症と考えられるのです。

本来、健康な腸粘膜は網の目のようになっていて、極めて細かく、小さなものしか通しません。しかし、腸粘膜に炎症が起こると、網の目が少しずつ開いてしまい、本来は通さないものまで通してしまうようになります。これが、第1章でふれた、リーキーガット症候群＝腸漏れ症候群という状態です。

リーキーガットになると、私たちの体内ではどんなことが起きているのでしょうか。

食べ物に含まれているたんぱく質は、アミノ酸がたくさんつながってできています。私たちが食事でたんぱく質を摂ると、まず、胃で消化酵素が出て、このつながりをいくつかに断ち切ります。次に、小腸の粘膜で膜消化というものが行われ、ここでアミノ酸レベルに切り離され、身体に取り込まれます。

これが本来のたんぱく質の「消化」です。ここまでアミノ酸がしっかり切り離されていないと、身体の中でほかの成分に再合成できないため、身体の原料やエネルギーとして使えないのです。

ところがたんぱく質が不足していて消化に必要な酵素の分泌が足りなかったり、リーキーガットで腸粘膜の網の目がゆるんでいると、いくつかのアミノ酸がつながったままの未消化の状態で身体に取り込まれてしまうことになります。これではいくら口から肉や魚を入れても、たんぱく質補給につながりません。

たんぱく質をしっかり補給するためには、まずはリーキーガットを改善することが、大前提なのです。

リーキーガットになると、病気にかかりやすくなり、食欲も暴走する

リーキーガットになってしまうと、思うようにたんぱく質やさまざまな栄養素が吸収できなくなってしまうわけですが、問題はそれだけにとどまりません。腸粘膜の網目がゆるんでいると、未消化の食べ物だけでなく、外部の毒やウイルスなど、さまざまなものが身体に取り込まれてしまうのです。

腸粘膜に炎症が起きているということは、腸壁のバリアが破綻しているということ。ヒトに本来備わっている防御システムがうまく働いてくれなくなります。食べたものの栄養素が身体の中へちゃんと取り込めなくなる上に、身体の中に入れたくない毒やウイルスなどが入りやすくなるという、まさにダブルパンチです。いくら食事に気をつけているつもりでも、気づかないうちに腸粘膜に炎症が起きていたら、たんぱく質は思うように補給できませんし、風邪やインフルエンザなどにかかりやすくなります。

調子が上がるはずがないのです。

さらに、未消化の食べ物（異物）が身体に入ることによって起きる問題に、アレルギーがあります。身体に異物が入ってくると、身体はそれを排除しようとして抗体を作ります。これが正常に働けば、病気を防いでくれるのですが、抗体はたんぱく質に反応するため、さまざまなものに反応してアレルギー症状を起こすようになります。たんぱく質は肉や魚、卵はもちろん、野菜や果物などにも微量ですが含まれているため、さまざまなものに反応してしまうのです。

ですから、何回も新型コロナにかかってしまったという人や、アレルギーがひどい人は、リーキーガットになっている可能性が高いです。免疫と腸が関係あるとよくいわれますが、それは、ここからきています。

さらに意外なところで、リーキーガットは食欲の暴走も招きます。

その理由は主にふたつあり、ひとつめが、食欲抑制ホルモンであるペプチドＹＹの分泌低下です。腸の粘膜がしっかり結合している場合、食べ物がお腹に入ったときに消化管からペプチドＹＹが分泌され、私たちは満腹感を感じ、食べるのをやめます。

しかしリーキーガットになると、このホルモンの分泌が低下してしまうのです。

もうひとつの原因が、ＧＬＰ－１の分泌低下です。これは身体に入った糖質を腸が認識することで分泌される物質で、膵臓にインスリンを出すように指令を出します。ところがリーキーガットになると、ＧＬＰ－１の分泌が減ってインスリンも出にくくなります。ＧＬＰ－１とインスリンには食欲抑制効果もあるので、これらが出ないと身体は空腹のままと勘違いしてしまい、食べ続けてしまうのです。

そのため、リーキーガットになると食欲のコントロールが難しくなり、手っ取り早く血糖値を上げる糖質が無性に食べたくなります。昔の私もそうだったのでよくわかります。切羽詰まったような感覚で食べ物を欲していたことを、今も覚えています。

目覚めが悪い、気力がわかない人は、リーキーガットの可能性が

ここまで読んで、皆さんは、自分はリーキーガットなのかどうか気になっているのではないでしょうか。お腹が痛くならないからといって油断はできません。やっかいなことに、腸粘膜に炎症が起きても、痛みがほとんどないため、リーキーガットになっても気づいていない人はとても多いのです。

リーキーガット症候群とは、小腸の粘膜の結合がゆるむことであり、病名ではありません。ですから普通に病院に行っても、「あなたはリーキーガット症候群です」と診断名がつくことはありません。

ではどうやって自分がリーキーガットかどうか判断すればよいかですが、まず、第1章で述べたように、日ごろからお腹の調子が悪かったり、肉をたくさん食べるとお腹を壊したり、プロテインを飲むとどうもお腹がゆるくなるという人は、リーキーガ

ットの可能性は高いと思います。

ほかにも、リーキーガットになると、次のような症状が出ることがあります。

たんぱく質不足により、睡眠ホルモンと呼ばれるメラトニンとその原料となるセロトニンの分泌が悪くなるため、睡眠の質が落ちます。途中で目覚めたり、よく眠れないため朝の目覚めが悪かったりします。

どうも頭がぼーっとしたり、集中できず、頭に霧がかかったような状態になる「リーキーブレイン」という状態になる人もいます。これは、リーキーガットの原因となるグルテンやカゼインといった物質が脳内の神経伝達ネットワークを阻害していることを意味しています。

たんぱく質が不足することでコラーゲンの生成が低下するため、肌の調子が悪くなることもあります。ビタミンB群なども不足し、吹き出物が増えることもあります。

リーキーガットで鉄の吸収も落ちるため、夕方になると強い疲労感を感じるという人もいます。鉄は疲労ととても関係が深いミネラルで、たんぱく質やビタミンB群、亜鉛などが体内にあっても、鉄の不足があるとエネルギー生成工場が稼働できなくなります。ですから鉄不足の人は、すごく疲れるのです。

また、リーキーガットになると、血糖値のコントロールが難しくなります。腸粘膜の状態が悪くなると、たんぱく質と脂質の吸収はがくっと落ちますが、糖の吸収は100パーセント維持され、逆に吸収されるスピードが上がるのです。これは、血糖値が上がりやすくなることを意味しています。その結果、血糖値の乱高下が起きやすくなり、糖尿病をはじめ、自律神経への悪影響などさまざまな不調が起きるのです。実際、リーキーガットの人は糖尿病の罹患率が高いことが明らかになっています。

なお、保険はききませんが、ゾヌリン検査という血液検査で、リーキーガット症候群の可能性を確認することはできます。小腸の細胞は、小麦に含まれるグルテンなどの影響を受けると、ゾヌリンというたんぱく質の一種を分泌します。これが腸粘膜の網目をゆるませるのですが、それと同時に血中に流れ出すため、血中のゾヌリンの量を確認することで、リーキーガットかどうか、また、それがどれくらい進んでいるのか、ある程度わかるのです。

また、こちらも保険はききませんが、遅延型フードアレルギー検査でも、ある程度わかります。リーキーガットになると抗体が作られやすいため、遅延型アレルギー反応がたくさん出た人は、リーキーガットの可能性は高くなります。

リーキーガットに詳しい医師や管理栄養士であれば、患者さんの食事内容やお腹の調子、日ごろ気になっている症状などを伺い、血液検査の結果を参考にすることで、おおよその見当はつくと思います。

リーキーガットを作り出す意外な食品たち

では、私たちはなぜリーキーガットになってしまうのか、その原因を改めて見てみることにしましょう。

未消化の食べ物（異物）が体内に入ってくると、身体はその異物を排除しようと攻撃をはじめ、その攻撃によって炎症が起き、腸粘膜はどんどんゆるんでいってしまいます。そして、そのもっとも大きな原因となる、未消化の食べ物になりやすいものが、小麦に含まれるグルテンと牛乳に含まれるカゼインです。

グルテンは小麦たんぱく質のひとつで、ヒトの消化酵素では分解しにくい構造をしています。人種に関係なく、世界中の人々にとって、グルテンは非常に消化しづらい成分なのです。

昔から小麦を主食にしてきた国がいくつもあるのに、どうして？と不思議に思われる方もいらっしゃるでしょう。

実は、1960年以降、小麦の生産量を増やすことを目的として品種改良や遺伝子組み換えが幾度も行われ、アミノ酸の並び方が昔の小麦とはまったく違うものになってしまったのです。また、ふわふわとしたパンを消費者が求めた結果、現在の小麦はグルテンの含有量が以前の40倍になったといわれています。

ひと昔前、人々は少ない土地でもたくさん収穫でき、ふわふわで口当たりの良いパンができる小麦を作り出しました。当時は飢餓対策として社会に歓迎され、一部の農薬を扱う会社は莫大な利益を上げました。でも、度重なる品種改良や遺伝子組み換え操作により、現在の小麦たんぱくはヒトの消化酵素では分解することが困難なものになってしまったのです。

牛乳に含まれるカゼインも同様で、やはりヒトの消化酵素では切れません。こちらはグルテンと違って突然変異といわれていますが、いずれにせよ、グルテンとまったく同じような症状を生んでしまっています。

ですから、日常的にパンを食べ、乳製品を口にしている人が多い現代においては、自分でも気づかないうちにリーキーガットになってしまっている人はかなり多いと考えられます。

リーキーガットの原因はほかにもいくつかあります。

カンジタ菌の増殖も大きな原因のひとつです。カンジタ菌はもともと私たちの身体の中にいる常在菌ですが、病気やストレス等で身体が弱ると、爆発的に増殖し、バイオフィルムというやっかいなものを腸壁に形成します。これは菌糸を出して腸壁にガチガチに絡みつくようなもので、消化吸収能力を落とし、リーキーガットの原因になります。

そして、カンジタ菌は小麦や砂糖などの糖質が大好きな菌なので、パンや甘い物をたくさん食べると、お腹の中で増殖しやすくなります。

病気の治療で抗生物質を服用すると、腸内の良い菌も悪い菌も殺されてしまい、腸内細菌のバランスが崩れてカンジタ菌が増殖してしまうこともあります。中には、子どもの頃に中耳炎にかかって、抗生剤を飲んだことをきっかけに腸内細菌叢がガラッと変わってしまい、その影響でリーキーガットになってしまった方もいらっしゃいます。

また、アルコールから生成されるアセトアルデヒドの増加も、腸内細菌叢のバランスを大きく変えます。アルコール分解酵素生成のため亜鉛が消費されて不足することも腸粘膜の結合のさらなるゆるみにつながるので、過度のアルコールもリーキーガットの原因となります。

腸粘膜ケアのすすめ

では、たんぱく質をしっかり補給するために、どうやって腸粘膜の炎症を改善していけばよいのでしょうか。

そもそも、リーキーガットは治せるのでしょうか。

安心してください。これから説明する方法で「腸粘膜ケア」していただけば、リーキーガットは修復できる可能性がとても大きいです。

世の中では「腸活」という言葉が広がりましたが、それは主に大腸の腸内環境を良くすることで、腸内細菌叢（腸内細菌のバランス）を良好な状態に保つことを意味しています。もちろん、これも大事なことですが、私がおすすめする腸粘膜ケアは、これとはまったく別物です。

腸粘膜ケアは、皆さんあまり聞いたことがない言葉だと思いますが、たんぱく質をはじめとした栄養素の取り込み口である小腸の粘膜をケアすることです。

やり方としては、非常にシンプル。腸粘膜にとって悪いものを、身体に入れないようにするのです。

健康関連の本やテレビ番組には、「○○を良くするために、△△を食べましょう」といった表現がされているものが非常に多くあります。メディアでそういう特集が組まれると、あっという間にその特定の食べ物が売れ出します。種類も増え、販売コーナーも広くなったりするので、消費者である私たちはますます「なんだか効きそう」という気持ちになるものです。

しかし、リーキーガットを改善するためには、何かを身体に「入れる」のではなく、腸粘膜に炎症を起こすものを身体に「入れない」ことが重要です。これこそが、本来のご自身の腸粘膜の状態に戻す特効薬になるのです。

つまり、リーキーガットの最大の原因と考えられる、グルテンを含んでいる小麦と、カゼインを含んでいる乳製品（バターを除く）を「食べない」ということです。

具体的には、グルテンでいえば、パン、うどん、ピザ、お好み焼きなどの粉もの、そば（十割そばは除く）、餃子や焼売（皮が小麦粉でできているもの）、カレーやシチュー（小麦粉でトロミがつけられているもの）、ケーキ、クッキーなど。カゼインでいえば、牛乳、チーズ、ヨーグルト、アイスクリーム、生クリームなど、乳製品全般です。ただし、バターはカゼインがほとんど含まれていないので食べても問題ありません。また、牛乳のカゼインが問題なので、ヤギのチーズやヨーグルトは大丈夫です。

おいしそうなものばかりで、「そんなの無理」「私の好きなものばかり」と思われた方は多いと思いますが、もう少しだけ説明に耳を傾けていただきたいと思います。なぜなら、小麦製品や乳製品がおいしいと感じるのは、グルテンやカゼインの中毒性に惑わされているだけかもしれないからです。

皆さん、アヘンは聞いたことがありますね。中毒性のある麻薬です。アヘンは血液脳関門という関門を通り抜けて脳内に侵入し、脳の中にある受容体にくっついて、エクソルフィンというモルヒネ様物質を分泌させ、多幸感を生み出します。

血液脳関門というのは、脳におかしなものが入り込まないように設けられている身体の防御システムで、たいがいのものは通り抜けられないようになっています。ただ、アヘンのように通り抜けてしまうのがほかにもいくつかあり、それがグルテンとカゼインなのです。

私たちが小麦製品や乳製品を食べると、グルテンやカゼインが血液脳関門を通って脳に侵入し、アヘンと同じように受容体にくっついてエクソルフィンを分泌させます。そのため、小麦製品や乳製品を食べると、私たちは中毒のように「おいしい！」「もっと食べたい！」と、なってしまうのです。要するに、麻薬と一緒です。

その証拠に、アヘン患者に処方する拮抗薬というものがあるのですが、グルテンやカゼインが入った食べ物を中毒のように食べる人にそれを飲んでもらうと、とてもよく効いて、あまり食べなくても大丈夫になるという報告もあります。

解決策は、まず、3日間ほどグルテンやカゼインを完全に断つことです。すると、それらを食べたいという欲求はだんだんと薄れていきます。さらに2週間続けると、多くの場合、中毒症状はほとんどなくなります。

ポイントは、「2週間、完全に断つ」ことです。少しくらいなら食べてもいいだろうとか、少しずつ減らしていこうとか考えると、中毒から抜けるのにさらに時間がかかり、我慢する苦しさが長くなるだけです。それよりは、完全に断ち切ることで、早く苦しさから脱却できます。

それから、甘い物をたくさん食べていた人は、腸内でカンジタ菌のエサになってしまう甘い物もできるだけ控えるようにしてください（糖質について詳しくは第3章で説明します）。

こうして2週間腸粘膜ケアを行っていただくと、リーキーガットだった腸粘膜はかなり修復され、ゆるんでしまっていた網目がタイトになってきます。そして小麦製品や乳製品を食べたいという気持ちも、かなり薄れているはずです。

腸粘膜ケアで自分の腸を取り戻そう

小麦製品や乳製品を一切断ってほしいというと、「そんな大変なことはできない」とおっしゃる方も少なくないのですが、何はともあれ2週間の我慢です。2週間がんばれば、あとは多くの方が続けられます。そして、リーキーガットの諸症状から解放され、以前よりもずっと元気で健康的になれるのです。

実際、腸粘膜ケアをして2週間たつと、多くの方は身体の調子が以前より良くなったと実感できると思います。たんぱく質だけでなく、ビタミンからミネラルまで、何から何まで栄養素の吸収がグンと良くなるからです。

まず、お腹の張りやおならが減り、便の状態も良くなってきます。

それから、夜よく眠れるようになって、朝の目覚めも良くなります。これは、たんぱく質の取り込みが多くなることで、たんぱく質を原料に作られる睡眠ホルモンのメラトニンや、朝の目覚めを良くするホルモンのコルチゾールの分泌が正常に近づいてくるからです。

夕方になるとひどく疲れていたという人も、腸粘膜ケアによって鉄の取り込みが良くなり、疲労感が改善されることが多いです。身体の中でエネルギーを作り出すには必ず鉄が必要なので、鉄が足りないと疲労感が強く出てしまうのです。

たんぱく質の吸収が上がることでコラーゲンもしっかり作られるようになり、肌の調子も良くなります。また、吹き出物などはビタミンB群の不足が大きく関係しているのですが、ビタミンB群は肉類に豊富に含まれていて、その取り込みが正常に行われるようになれば、吹き出物も減っていきます。

さらに、粘膜の状態が良くなり小腸が健康になると、大腸の調子も上がってきます。逆に言うと、小腸の調子が悪いのに大腸の調子が良いという人は、あまり聞いたことがありません。

ついでに、いわゆる腸内環境についても少し説明を加えておきたいと思います。

皆さんもご存じだと思いますが、大腸にはたくさんの種類の腸内細菌が存在しています。善玉菌・悪玉菌という言葉を聞いたことがある方は多いと思いますが、今はそうした呼び方はあまりせず、身体にとって有用な有用菌・有害な有害菌、という言い方をします。私たちの腸内には、大きく分けると有用菌・有害菌・そのどちらでもなくて数の多いほうに加勢する日和見菌があります。大切なのは有用菌と有害菌のバランスで、このバランスが崩れると腸内環境が悪くなり、下痢や便秘を起こします。こうなると小腸の腸粘膜でも栄養素の消化吸収が悪くなるので、大腸の腸内環境を良好に保つことも確かに大切です。

でも私は、いわゆる腸活よりも、まずは腸粘膜ケアをすすめています。カゼインとグルテンをやめて砂糖を控え、肉を中心にたんぱく質を食べることは、腸内環境改善にも直結するからです。

そもそも、リーキーガットになると、腸内環境は乱れます。ちゃんと消化されたたんぱく質は血中に入るのですが、未消化のままだと分子が大きすぎて血中には入ることなく、そのまま大腸に行ってしまいます。こうした未消化の食べ物は、菌からいえば普段は食べられないご馳走で、これにより有用菌も有害菌も爆発的に増え、バランスが乱れてしまうのです。腸内細菌は、有用菌が多ければ多いほど良いわけでもなく、有用菌と有害菌が5・5対4・5ぐらいの絶妙なバランスが良いといわれています。

ですから腸粘膜ケアをしてリーキーガットが改善すれば、腸内細菌叢も落ち着きを取り戻し、大腸の調子も良くなってくるということです。リーキーガット症候群の自覚症状がなくなり、体調が以前より良くなり、無理なく肉や魚、野菜が食べられるようになってきた頃には、小腸はもちろん、大腸の腸内環境もすっかり整っているでしょう。

ちなみに、よく「腸内細菌のバランスを良くするために○○菌を摂りましょう」と宣伝されて、ヨーグルトなどが売られていますが、あれは本当におすすめできません。腸内には膨大な数の細菌が存在していて、1種類や2種類、菌を入れたからといって、それが腸内細菌叢のバランスを整えるのにマッチする菌である確率は天文学的数値です。ヨーグルトを食べるようになってお通じが良くなったという人は、乳製品をとるとお腹を下してしまう、乳糖不耐性による軽い下痢だと考えられます。

繰り返しますが、ヨーグルトを食べることであなたの腸内環境を整える菌と巡り合うことは、宝くじに当たるようなものです。それどころか腸粘膜に悪影響を及ぼすカゼインをせっせと摂っていることになるので、まったくお話になりません。ヨーグルトを食べるのではなく、腸粘膜ケアとして腸粘膜を傷つけるものを身体に入れないようにしたほうが、ずっと効果が期待できると思います。

第3章

糖質を摂りすぎると、たんぱく質不足に陥るワケ

厚生労働省の〝バランスの良い食事〟に科学的根拠なし

私たちが食べられる総量はだいたい決まっていますから、1回の食事でごはんなどの糖質をたくさん食べれば、どうしてもたんぱく質を食べる量が減ってしまいます。ですからこの章では、たんぱく質をしっかり摂るために私たちはどう糖質を摂るべきなのか、糖質が身体に与える影響や問題点にふれながら、解説していきたいと思います。

最初に、糖質と炭水化物の違いについて簡単に説明しておきます。ごはんやパンなどを「炭水化物」といったり「糖質」といったりします。炭水化物は糖質＋食物繊維のことなので厳密には違いますが、炭水化物をたくさん摂るということは、糖質をたくさん摂ることとほぼイコールだと考えてください。

では、本題に入りましょう。

皆さんは、ＰＦＣバランスという言葉を聞いたことはあるでしょうか。これは、Protein＝たんぱく質、Fat＝脂質、Carbohydrate＝炭水化物のバランスのことで、栄養学校でもごく初期に基本事項として学ぶものです。一般に、日本人の理想的なＰＦＣバランスは、炭水化物50～65％、脂質20～30％、たんぱく質13～20％とされてきました。厚生労働省が発行する「日本人の食事摂取基準」にも明記されており、長い間ほとんど変わっていません。

このバランスは、栄養学の基本中の基本とされ、私も病院食の栄養価計算をするとき、電卓を叩いてこのバランスに合うように食材を導き出していました。

当時は何の疑問も持たずに栄養価計算の根拠としていましたが、実はこのＰＦＣバランスには科学的根拠がないのです。

日本のＰＦＣバランスは、１９５０年代、日本人がどんな食事をしているかアンケート調査を行い、その平均値で導き出されたものだったのです。当時、アメリカにも似たようなものがあり、それを参考に日本でも作ったのだと思われますが、アメリカのＰＦＣバランスにも、やはり科学的根拠はありませんでした。

このバランスは、私たちの身体の組成バランスとまったく合っていません。身体は水分を除くと4割ほどをたんぱく質が占めています。糖質は水分を除いて1％未満です。それなのに食事で糖質を一番多く摂るのは、アンバランスとしかいいようがありません。これでは年齢とともに筋肉やホルモンは作られにくくなり、血糖値ばかり上昇していってしまうでしょう。

しかし、最新の情報を取り入れていない病院や医師、管理栄養士の間でＰＦＣバランスは未だに根強く信じられていて、このバランスをベースとしたガイドラインに沿って糖尿病食や腎臓病食を提供しているところがまだまだ多くあります。これでは糖尿病が治るはずもなく、むしろ悪化してしまいます。こうした病院では、患者さんは炭水化物をたくさん食べさせられ、その一方でインスリンを投与されているのです。患者さんにとってはひどい話です。

アスリートで食事内容に気をつけている方の中にも、このＰＦＣバランスをもとに食事をしている方がまだまだいらっしゃいます。これでは、筋肉はなかなかつかないし、血糖値は上がりやすくなり、身体に脂肪がつきやすくなってしまいます。

ですから、この本を読まれた方は、一般的なＰＦＣバランスはまったく意味がなく、それどころかとても不健康なバランスだということを、まずは知っておいていただきたいと思います。

本来、胃はたんぱく質を真っ先に消化する

近年は糖質制限食に注目が集まったこともあり、糖質の摂りすぎが身体に悪いということは、多くの方がなんとなく感じていらっしゃるようです。

では、ごはんやおかゆ、うどんなどに対してはどんなイメージをお持ちでしょうか。

多くの方が、〝消化が良い食べ物〟と思っているのではないでしょうか。私たちは子どもの頃から、風邪をひいたりお腹を壊すと、まずはおかゆやうどんを食べたものです。

しかし、実は糖質は決して消化が良くありません。胃腸に優しいどころか、糖質を摂りすぎると胃腸が弱る原因になりかねないということが、近年の研究で明らかになってきています。

「そうはいっても、実際、肉は胃もたれするし、それに比べるとごはんなどの糖質は

食べやすい」とおっしゃる方は多いです。しかしそれは、これまで述べてきた通り、たんぱく質を消化するための消化酵素や脂質を消化しやすくする胆汁酸が足りていないからです。

胃腸が健康でたんぱく質もしっかり摂れている人の場合、プロテアーゼ（たんぱく質の消化酵素の総称）が胃壁からしっかり出て胃の中で肉の消化が進みます。こういう人は肉を食べても胃もたれしませんし、これが本来のあるべき姿です。

では糖質はどうかというと、ごはんなどを食べると、まず口の中で唾液アミラーゼという消化酵素が出て、少しだけ消化が進みます。その後胃に送り込まれますが、実はそこではほとんど消化は進みません。糖質はその先の十二指腸まで行って、ようやく膵アミラーゼによって消化が進むのです。胃酸によって溶かされると思っている方が非常に多いですが、胃酸はたんぱく質を変性させますが、糖質にはあまり影響がありません。

実際、マグロの寿司を食べた人の胃を内視鏡で観察した研究報告がありますが、ネタの魚＝たんぱく質は30分ほどで跡形もなくなっていたのに対し、シャリはなんと5

時間以上も観察が可能でした。

つまり、胃は本来、たんぱく質の消化に特化した臓器であり、健康な人であれば、糖質・たんぱく質・脂質を食べたとき、たんぱく質が真っ先に消化されるわけです。なぜそうなっているかといえば、身体にとってたんぱく質は非常に大切なものなので、まずそれを最優先で消化しようとするのだと考えるのが自然ではないでしょうか。実際、そうした見解を示している医師や研究者もいらっしゃいます。

たんぱく質は本来胃の中で真っ先に消化が進むべきものであるため、胃の中に残っているとどうしても不快感を感じやすいと考えられます。

そのため、たんぱく質をうまく消化できない人は、胃もたれ等を感じにくい糖質についつい手が伸びてしまうでしょう。そうなればたんぱく質を原料とする消化酵素の分泌はますます減り、たんぱく質不足が進んでいってしまうことは、これまで述べてきた通りです。

糖質の摂りすぎで、胃酸過多や逆流性食道炎の可能性が

もともと胃腸が弱いからたんぱく質がどんどん摂れなくなるのか、たんぱく質が不足しているから胃腸が弱くなっていくのかは、卵が先か鶏が先かと同じで何ともいえません。でも、最近になって、糖質の摂りすぎで胃腸が弱っていくメカニズムが明らかになってきました。

胃は1分間に3回くらい、中にある食べ物を十二指腸へと押し出すMMCという蠕《ぜん》動《どう》運動を行っています。これがないと、食べたものはいつまでも胃の中に残ることになるわけですが、毎日のように糖質ばかりたくさん摂り続けていると、胃の蠕動運動が行われない時間が作られてしまうことがわかってきたのです。

これは東京大学の研究チームが明らかにした現象で、「糖反射」という名前がつけられています。まだ研究段階ですが、MMCが行われなくなると胃の中に食べ物が留

まるため、胃壁は胃酸を出し続けます。これが胃の不調や逆流性食道炎の原因にもなっているのではないかと考えられているのです。

現在、逆流性食道炎の原因は確定していませんが、糖質制限を行うと逆流性食道炎が改善することは明らかになっています。糖質過多が原因で逆流性食道炎になっていると思われるケースは、かなり多いのではないかと考えられます。

なお、逆流性食道炎の人に対して、医師の中には胃酸の分泌を抑える胃酸抑制剤を延々と出し続ける人がいますが、これには注意していただきたいと思います。薬によって胃酸を抑えてしまうと、消化吸収力がかなり落ちてしまうからです。もちろん、たんぱく質の吸収量も低下してしまいます。

胃酸は、たんぱく質の消化を助けるだけでなく、鉄や亜鉛、マグネシウムなどのミネラルをイオン化して吸収する役割も果たしています。ですから、胃酸が少ないとミネラルの取り込みも悪くなり、全身の代謝が低下してしまうのです。

また、胃酸は強酸性で、強い殺菌力があり、外から入ってくる身体に悪いものを小腸に入る前にやっつけてくれる大事な役割を果たしています。胃酸を抑えることで身体に入れたくない毒素などが身体に入ってしまうと、これを解毒するために今度は肝臓に負担がかかってきます。肝機能が低下すると血糖値の変動が激しくなるなど、さらなる不調を招くことになってしまいます。

逆流性食道炎の急性期など、本当にしんどいときに胃酸抑制剤を飲むのはよいでしょう。しかし、胃酸を薬で抑える期間は極力短くすべきです。

なぜ糖質ばかり食べたくなるのか

たんぱく質をしっかり摂るためには、お腹がすいたら、まずは肉や魚、卵などを食べるべきです。ところが実際には、ごはんなどの糖質を食べたくなる人がとても多いのですが、一体どうしてでしょうか。

これには、明らかな理由があります。ご存じの方も多いと思いますが、糖質を食べると、すぐに血糖値が上がるからです。

私たちの食欲は血糖値と密接な関係があり、血糖値が下がると「お腹が空いているぞ！　何か食べろ！」という指令が脳から出ます。血糖値は糖質を摂ると簡単に上がるので、私たちはお腹がすくとついごはんやパン、甘い物などに手が伸びてしまうのです。

この問題を掘り下げるにあたって、まずは血糖値とインスリンの関係にふれておきましょう。

私たちが食事で糖質を摂ると、それは小腸から吸収され血中に流れ込み、血糖値が上がります。すると、膵臓からインスリンが分泌され、「血液の中の糖を取り込んで血糖値を下げろ」という指令が出ます。その結果、血中の糖は筋肉や肝臓に取り込まれ、エネルギーとして使われたり、脂肪として蓄えられることになります。

この一連の流れにおいて、健康な人の血糖値は、食後1時間ほどかけて140を超えない程度に上昇し、食後3～4時間後に80程度まで戻ります。

ところが、その人の健康状態や食事内容などによって血糖値が急上昇してしまうケースがあります。食後30分くらいで血糖値が急激に上がり、中には200を超えてしまうこともあります。こうなると、血糖値を下げるためにインスリンが過剰に分泌されることになり、血糖値の乱高下につながっていきます。

過剰なインスリンによって血糖値が下がりすぎると、脳は、グルカゴンやアドレナリンなどのホルモンを分泌させて血糖値を上げようとするのと同時に、何かを食べさせることで血糖値を上げようとします。血糖値が下がりすぎると、生命の危機に関わるからです。

しかしこれは、胃は空っぽではないのに空腹を感じるという、いわば脳から嘘の指令が出ている状態です。この指令に従って糖質を欲し、また血糖値が上がれば、再びインスリンが分泌されてしまいます。

その上、インスリンの血中濃度が高いと、満腹を知らせるホルモンであるレプチンの信号がブロックされてしまいます。こうなると、私たちは食欲をコントロールできなくなり、必要以上に食べてしまうことになるのです。

血糖値の上がり方で問題なのは、そのスピードです。急激に血糖値が上がると、インスリンが過剰に分泌されて血糖値の乱高下につながるので、これを避けることが重要なのです。

血糖値の急上昇を防ぐには、糖質を食事の最後に摂ること、たんぱく質や脂質と一緒に摂ることが大事です。おにぎりだけを食べると血糖値はすぐに上がりますが、オムレツやサラダを食べてそれからごはんを食べれば、健康な人であれば血糖値の急上昇はかなり防げます。

「ベジファースト」という言葉が流行りましたが、たとえば水溶性の食物繊維が身体に入るとドロドロになり、それが糖質を包んでしまうことで吸収を遅くしてくれるのです。たんぱく質や脂質にも吸収を遅くしてくれる仕組みがあります。糖質を摂る前に食物繊維やたんぱく質、脂質などを摂るということが、やはりとても大切なのです。

ひと口の糖質でも太る人は太る

血糖値の急激な上昇と過剰なインスリンについて一番の問題は、インスリン抵抗性が高くなってしまう可能性があるということです。これは、インスリンの効きが悪くなることを意味します。

インスリン抵抗性が高くなると、ほんのひと口ごはんや甘い物を食べただけで、血糖値が急上昇してなかなか下がらなくなり、なんとか血糖値を下げようとしてインスリンがばんばん無駄打ちされてしまいます。するとどうなるか。

食べている量がそれほどでもなくても、どんどん太ってしまうのです。

なぜなら、インスリンは「脂肪細胞に脂肪を蓄えろ」という指令も出しており、インスリン分泌が多ければ多いほど、身体に脂肪がついていくことになるからです。

人が太るのはカロリーの摂りすぎだと思っている人が多いですが、それだけではなく、同じ量を食べても太る人と太らない人の差は、インスリン抵抗性の差によるケースが多いのです。

インスリン抵抗性が高い人はどんどん太っていくため、怖くて肉やアブラものがますます食べられなくなっていきます。本当は糖質のほうがより太りやすいわけですが、未だに肉やアブラものこそが太りやすいと信じている人が少なくないのです。それで、太ってくるとたんぱく質を控えて野菜ばかり食べるようになり、でも結局は空腹に耐えられず糖質を食べてしまう。そして、たんぱく質と脂質の摂取ばかりがどんどん減っていくという、悪循環に陥ってしまうのです。

その人が糖質をどれだけ食べてもいいかどうかは、インスリンの分泌能力やインスリン抵抗性、脂肪肝があるかどうかなどによって大きく変わってくるため、一概に1日何gまで食べてよいなどと言えません。

しかし、私たちの健康のために必要な栄養素は、たんぱく質と糖質で比べた場合、圧倒的にたんぱく質です。

極端な話、糖質はまったく摂らなくても生きていけますが、たんぱく質をまったく摂らなくなったら人は生きていけません。

ですから、食事はたんぱく質が豊富な肉や魚を優先して食べ、余裕がある場合は野菜を食べ、それでも足りないときは糖質を適量摂るようにする食べ方が、たんぱく質補給のためにも、健康維持のためにも、理想的なのです。

スイーツ好きは〝メイン回路〟を回せない

たんぱく質の摂取が少なく、糖質ばかり摂っていると、実はエネルギー不足にも陥りやすくなります。

私たちは食事で栄養を摂り、それをエネルギーとして生きているわけですが、どこでどのようにエネルギー生産が行われているかまでは、あまりご存じないのではないでしょうか。ここで、私たちの体内でエネルギーを生み出しているTCA回路について、解説しておきたいと思います。

私たちの身体は37兆個の細胞でできていて、ひとつひとつの細胞の中にミトコンドリアがあります。ミトコンドリアの数は細胞により違いますが、ひとつの細胞の中に数百から数千個存在しています。エネルギーを生み出すTCA回路は、このミトコンドリアの中にあります。ですから非常にたくさんのTCA回路が私たちの身体の中に存在していることになります。

TCA回路がある私たちの代謝経路は、大小3つの水車をイメージしていただくとわかりやすいかと思います。最初に小さなサブ回路があり、次に一番大きなメイン回路、最後にもうひとつ回路があります。ここでは説明を簡単にするために、最後の回路についてはメイン回路に含ませてください。

メイン回路は大きい水車で、糖質（グルコース）を材料とした場合、32個のエネルギーを取り出すことができます。サブ回路はずっと小さくて、1周しても2個のエネルギーしか取り出せません。サブ回路はエネルギー生成量が少なく、すぐに枯渇するので、ここだけに頼ることはなるべく避けたいのですが、何かしら問題があってメイン回路がうまく回らなくなると、ここに頼らざるを得ません。サブ回路は瞬発力があるため、いざというときには力を発揮するのですが、本来は、メイン回路がしっかり回ることで、私たちはエネルギーに満ちた元気な状態を維持できていることになります。

では、どんなときにメイン回路が回りにくくなるのでしょう。メイン回路を回すためには、脂質、糖質、たんぱく質、ビタミンB群、亜鉛、マグネシウム、鉄などが必要です。ですから、小腸の粘膜の状態が悪くなり栄養素の取り込みが低下すると、メイン回路が回りにくくなります。あるいは、糖質ばかり食べている場合も、回りにくくなります。

そんなときに代わりに回り出すのがサブ回路で、こちらは「解糖系」という名前がついています。その名の通り、サブ回路は糖質によって回るのです。メイン回路がいろいろな栄養素がないと回せないのに比べ、サブ回路は砂糖をひと口舐めただけでも回せます。そのため、サブ回路が回りはじめると、身体は燃料である糖質を摂ろうとして、私たちはスイーツや糖質に手が伸びてしまうのです。

その結果、どんどんサブ回路に依存する「解糖系依存」という状態に陥っていきます。糖質の代謝にはビタミンB群が消費されるので、ますますたんぱく質やビタミンB群などの栄養素が不足してしまいます。解糖系回路に依存しているということは、効率的にエネルギーを生産できなくなっている状態ですから、ひと言で言えば「元気がなくなる」わけです。サブ回路のみを回すのは、あくまでも緊急時や瞬発力が必要な場面だけにするのが望ましいのです。

また、血糖値の急激な変動は自律神経にもかなり影響を及ぼします。甘い物が好きな人は、解糖系依存になりやすく、感情の起伏も激しくなってしまうのです。そういう人は、甘い物を食べると「ほっ」と落ち着くことが多いため、これがまた依存につながります。しかし、「ほっ」とするのはほんの一瞬にすぎません。イライラが最近増えた、甘い物を食べるとほっとするなどの自覚のある人は、糖質の量を見直すことをおすすめします。

特にジュースや糖質たっぷりのフラッペなどの甘い飲み物は、さらに血糖値の乱高下を招きやすく、もはやメンタルの健康にとって凶器だと言っても過言ではありません。こうした飲み物をいつも飲んでいるという人は、今すぐにでも見直したほうがよいでしょう。

〝酔わないアルコール〟と呼ばれる果糖に注意

皆さんは糖質といえば、真っ先に砂糖を思い浮かべるのではないでしょうか。糖質にはほかにもいくつかの種類があります。その中で、現代人がもっとも口にしやすく、もっとも控えてほしい糖質に、果糖があります。

果糖とは、その名の通り、果物に含まれていることで知られる糖質です。以前は血糖値を上げないヘルシーな糖質だといわれていました。確かに、果糖はブドウ糖に比べると血糖値は上げにくいのですが、中性脂肪に非常になりやすい糖質です。しかも果糖は自然界に単独では存在せず、ブドウ糖とセットになっています。このため、果糖をとればブドウ糖も一緒に摂ることになるため、血糖値はしっかり上がり、中性脂肪増加や脂肪肝のリスクも上がってしまうのです。

私たちが今口にしている果糖の多くは、「果糖ブドウ糖液糖」といい、加水分解という非常に安くて手軽な方法で製造されている異性化糖というものです。これは日本が発明し、アメリカに輸出されたもので、安く大量に生産でき、甘味が何倍にも増すことから、素晴らしい発明といわれていました。安価であるため、甘い飲料水、お菓子、ドレッシングなどの食品にどんどん使われるようになり、過去30年間で果糖ブドウ糖液糖の摂取量はおよそ2倍になったといわれています。

近年、果糖ブドウ糖液糖の普及に伴い、アメリカや日本では果糖の摂りすぎによる健康被害が大きな問題になっています。

ブドウ糖は体内のいろいろなところで代謝されるのですが、果糖は代謝するところが肝臓しかありません。そのため、果糖の摂取が増えると肝臓に負荷がかかり、脂肪肝など肝機能低下の原因になります。実際、脂肪肝の原因は、アルコールを除けば果糖がナンバーワンです。

また、果糖ブドウ糖液糖の摂取が中性脂肪の増加やインスリン抵抗性の上昇の原因になっているケースも多いといわれています。インスリン抵抗性が上がることにより大量に分泌されたインスリンの影響で脂肪が身体につきやすくなり、脂肪肝になればインスリン抵抗性はさらに上がるという、負の連鎖がはじまります。

肝臓に負担がかかるといえば、アルコールがよく知られていますが、実際、果糖の毒性はアルコールとほぼ同じだといわれています。代謝経路がそっくりで、分解するための酵素も共通のもの。このことから果糖を〝酔わないアルコール〟と呼ぶ人もいるほどです。肝臓のためにアルコールを控える人はいても、果糖ブドウ糖液糖の摂りすぎに注意している人はまだ少ないでしょう。でも、健康を考えたら、果糖はできる限り身体に入れないようにしたほうがよいのです。

果糖の害はまだあります。「糖化」という言葉をご存じでしょうか。体内の正常なたんぱく質に糖質がくっつくことで、たんぱく質が使い物にならない状態になってしまうのです。「身体をサビさせる酸化」に対して「身体を焦げさせる糖化」などと表現されることもあります。

糖質とたんぱく質が加熱されてくっつくと、メイラード反応といってカラメルソースのようなおいしい風味と香りを作り出しますが、あれが体内で起こると非常によくありません。糖化が骨で起きれば骨粗鬆症に、血管で起きれば動脈硬化に、肌で起きればシミになります。同じ糖質でも、果糖はブドウ糖のなんと7倍ものスピードでメイラード反応が起こりやすくなるといわれているのです。

果糖ブドウ糖液糖は安価なため、清涼飲料水やお菓子類を筆頭に、私たちの身の回りのたくさんの製品に添加されています。健康的なイメージが強い乳酸菌飲料などにもたくさん入っていることがほとんどですので、購入の際には注意していただきたいと思います。

果物はもう食べなくてもいい

先ほど、果糖は果物に入っていると述べました。いくら果糖の摂りすぎが身体に悪いといっても、まさか果物が身体に良くないと思う人はいないでしょう。

でも、残念ながら、その考えも改めていただかざるを得ません。何に入っていても果糖は果糖。できるだけ摂らないに越したことはないのです。

実際、果物が身体に良いと思ってたくさん食べている人は、隠れ脂肪肝の方がとても多いのです。

また、良かれと思って手作りの果物ジュースや野菜ジュースを毎日飲んでいるという方も少なくありませんが、これはデメリットばかりでメリットはほとんどありません。

まず、水溶性のビタミンは空気にふれるとすぐに壊れてしまうため、ジュースにした段階でほとんどなくなります。脂溶性のビタミンも供給源になるほどの量は含まれていません。つまり、ジュースはビタミンもミネラルも食物繊維もほとんど残っていない、ただの糖質だけの飲み物と一緒なのです。搾りかすと一緒に飲めば食物繊維は摂れますが、のど越しが悪く、とても飲めたものではありません。

市販のジュースは100％ジュースであってもさらにデメリットのほうが大きいです。絞る工程はもちろん、洗浄工程で水溶性のビタミンは全部流れ出てしまうからです。こうして作られた市販のジュースを子どもや高齢者にどんどん飲ませてしまうと、飴を濃縮して飲ませているようなもので、血糖値が上がり肝臓に負担がかかるばかり。何も良いことはないのです。

もうひとつお伝えしておきたい重要な問題は、ここ数十年の間の品種改良により、果物のビタミンやミネラルなどの含有量が大きく減ってしまったということです。現在の果物の栄養価は昔の果物の7分の1になってしまったという研究結果もあります。唯一増えたのが糖質です。最近の果物はどれも甘くておいしいと思いますが、その代償として栄養価はぐっと減ってしまい、糖質ばかりが増えてしまったのです。

以前は、栄養学校で1日200gの果物を摂るようにと教えられていましたが、それは正しいことだといえなくなりました。現代の果物は栄養を摂るための食品ではなく、たまに味わって楽しむ嗜好品と捉えていただいたほうがよいでしょう。日常的に摂るような食べ方はしないほうがいいというのが、私の意見です。

果物がとても好きだという方は、くれぐれもジュースにするのはやめて、果物として咀嚼して食べてください。こうすることで唾液アミラーゼが出て代謝が進み血糖値がジュースよりは上がりにくくなります。飲料で糖質を摂るとものすごく血糖値が上がります。ですからジュースや果物が入ったスムージーはおすすめできません。朝はスムージーだけという方がいらっしゃいますが、それだけでお腹がいっぱいになるため、たんぱく質が身体に入る余地がまるでなくなってしまうでしょう。

特に年配の女性などは果物が大好きな方が多いのですが、毎日食べるのは控えて、甘味ではなく酸味のあるもの、旬のものを少しいただくのがおすすめです。キウイやベリー系の果物のように、種ごと食べられるものがよいでしょう。種を食べられるということは品種改良がそれほど進んでいないということで、糖度が低いものが多いのです。ただし、イチゴは農薬が気になりますので少量を召し上がってくださ い。

繰り返しになりますが、果物がそれほど好きではない、食べなくても大丈夫という人は、もう食べなくてもいいと思います。「風邪にはミカン」など、昔から私たちは果物を積極的に食べてきましたが、今の果物は毎日食べていたらあっという間に脂肪肝になりかねません。果糖は〝酔わないアルコール〟ということを、忘れないでください。

甘味がほしいときは

甘味について、もう少し情報をプラスしておきたいと思います。

先ほど、工場で作られる大量生産品には、砂糖の代わりに果糖ブドウ糖液糖がよく使われていると言いましたが、ほかにもよく添加されているのが、アスパルテームやアセスルファムK、スクラロースといった人工甘味料です。これらは、甘さは砂糖の数百倍でゼロカロリーの〝夢の甘味料〟としてたくさんの製品に使われるようになりましたが、やはりできるだけ摂ってほしくない甘味料です。それぞれ発がん性があるというデータが出ています。人工甘味料は2～3種類添加されていることが多いので、発がん性のリスクはもっと上がると考えられます。

とはいえ、すべての甘味をカットしてしまっては、文字通り人生が味気ないものになってしまいます。そこで私がおすすめしているのは、羅漢果《らかんか》という中国原産の果物と糖アルコールであるエリスリトールで作られた甘味料です。毒性はまったくなく、私たちの体内で代謝できないため、血糖値や中性脂肪が上がる危険もありません。実際、糖尿病の予防や治療の現場で長年使用されてきた歴史もあります。私も日ごろから使っていますし、飲み物などに入れても非常においしいです。

また、砂糖には芳醇な味わいがあるので、煮物など料理に入れるぶんには、あまり気にせずお使いいただきたいと思います。

砂糖にもいろいろな種類がありますが、テンサイという植物から作られたてんさい糖には、腸内細菌のエサになるオリゴ糖が入っているのでおすすめです。

なお、ハチミツやメープルシロップ、アガベシロップは、果糖が非常に多いのでおすすめできません。特にハチミツは身体に良いと思って何にでも入れている人がいますが、たくさん摂ると肝臓に負荷がかかり、血糖値の上昇も招きます。少量ならかまいませんが、たくさん摂るのはやめましょう。果糖については先に述べた通りです。

ちなみに、私はもうケーキやクッキーなどの甘い物は何年も食べていません。若い頃は大好きでよく食べていたので、おいしかった記憶はあるし、見るとおいしそうだなぁという気はします。でも、自分でも不思議ですが、食べたいとはまったく思わなくなりました。いろいろと食事に関する知識が頭に入って、脳が拒否しているのかもしれません。あるいは、食事内容を変えると腸内細菌叢が変わり食べ物の好みが変わるともいわれているので、そのせいかもしれません。

第4章

アブラへの誤解を解いて、正しく摂りましょう

たんぱく質に本来の働きをしてもらうためにアブラを摂ろう

「たんぱく質のためにお肉を食べてください」とお伝えすると、「肉のアブラは身体に悪いのでは？」とおっしゃる方が必ずいらっしゃいます。でも、肉のアブラは決して身体に悪くないですし、食事から摂ったたんぱく質に本来の働きをしてもらうためにも、脂質もしっかりと摂る必要があります。そこでこの章では、なぜ脂質がこれほど誤解されているのか説き明かしながら、脂質の本当の働きと、摂り方のポイントを紹介していきたいと思います。

私たちの身体に欠かせないたんぱく質ですが、体内でしっかり働いてもらうためには、ほかの栄養素も一緒に摂る必要があります。そのひとつが、脂質です。

理由としては、第3章でふれたＴＣＡ回路との関係があります。私たちの体内では、ＴＣＡ回路を含む代謝回路をしっかり回すことで、内臓や筋肉などを動かすためのエネルギーであるアデノシン三リン酸（ATP）を作り出しています。これをATP産生といいます。ATP産生には、脂質、糖質、たんぱく質、ビタミンB群、亜鉛、マグネシウム、鉄などが必要ですが、中でももっとも効率の良い原料が脂質です。たんぱく質も使われますが、糖質や脂質と比較すると効率が良いとはいえません。たんぱく質は、筋肉やホルモン、消化酵素などを作るために、それらに優先して使われるからです。ところがATP産生において脂質が十分ないと、たんぱく質も使われてしまいます。そして、身体の材料として使われるはずだった分が減ってしまうのです。

以前私が働いていた職場のトレーナーさんに、筋肉をつけるために鶏のむね肉とブロッコリーしか食べない人がいました。脂質は太るからまったく摂らないと言っていたのです。しかしこの食事だとむね肉のたんぱく質はTCA回路を回すのに動員されてしまうため、筋肉やホルモンなどになる分が減ってしまいます。たんぱく質に本来の働きをしてもらい、筋肉をつけるためには脂質もしっかり摂る必要があるということを、皆さんに理解していただきたいと思います。

また、ビタミンD、ビタミンA、ビタミンK、ビタミンEなどの脂溶性ビタミンは、脂質を一緒に摂ることで身体に吸収されやすくなります。ビタミンは私たちの体内でさまざまな働きをしており、特にビタミンAとビタミンDは、腸粘膜を強く健やかに保つために必要です。ビタミンKは骨を作るために、ビタミンEは身体の酸化を抑制するために働き、動脈硬化の予防などに欠かせません。しかも、これらの働きが悪くなると、たんぱく質を吸収する能力も落ち、たんぱく質を原料とする消化酵素も胆汁酸も十分に作られなくなって、たんぱく質はますます吸収しづらくなってしまいます。

ですから、たんぱく質に本来の働きをしてもらうためにも、脂質はしっかり摂ることが非常に大切なのです。

カロリー計算は無意味です

アブラといえば、カロリーが高いものと思われています。確かに、文部科学省が公表している「日本食品標準成分表」によれば、炭水化物は1g4kcalなのに対して、脂質はその倍以上の9kcalです。そのため、太らないようにするために、脂質の摂取を控えるという人が大勢いらっしゃいます。

しかしこの考えは、根本的に間違っています。そもそも、カロリー計算は無意味なものだからです。

現在使われているカロリー計算のための数値は、1800年代に、試験管で物質を燃焼させてはじき出された数値が元になっています。これは、物質が燃焼するときどれくらいの熱量を産むかを表したものです。しかし、考えてみれば当たり前のことですが、物質が試験管の中で燃えるのと、身体の中で起きる代謝は全然違います。カロリー計算が無意味だとはにわかには信じられないかもしれませんが、この点についてはすでにいろいろな研究者が指摘しています。健康やダイエットのためにカロリーを気にしても、ほとんど意味はないのです。

カロリー計算がいかに無意味か、その一例を挙げてみましょう。

たとえば、毎日900㎉のステーキまたは900㎉のかけそばのどちらかを食べ続けたとして、どちらが太ると思いますか。理論的には同じカロリーだったら差は出ないはずですが、実際には糖質が多いかけそばのほうが断然太りやすいです。血糖値が上がり中性脂肪がどんどん増えて、体脂肪が上昇していくでしょう。

身体の健康を考えるのでしたら、カロリーではなく、たんぱく質の量や糖質の量に注意すべきです。ですから、体重を気にする人が、食品の成分表に書かれているカロリーを見て商品を選んでも、まるで意味がないのです。

宅配弁当などでも、「管理栄養士がカロリー計算を行ったメニューなので安心・ヘルシー」などとうたわれていますが、あれも同様です。たとえば、1食500㎉に抑えようとしたら、アブラや肉を抑えることになるため、結局糖質を多めに使わざるを得なくなります。全体のカロリーを抑えても、たんぱく質が少なく糖質が多ければ、筋肉量が落ちて、血糖値と中性脂肪は上がり、健康的に痩せることはできないのです。

そもそも、メタボリックシンドロームで指摘されるお腹周りについた脂肪は、食べたアブラがそのまま身体についたものではありません。糖質を摂ることでインスリンが分泌され、その結果、身体に蓄えられてしまった脂肪であり、いわゆる内臓脂肪です。

脂肪には皮下脂肪と内臓脂肪があり、皮下脂肪は皮膚と筋肉の間につくもので、内臓脂肪は筋肉よりも内側の内臓の周りにつくものです。皮下脂肪と内臓脂肪はまったく違うシステムで作られるもので、皮下脂肪はそれほど怖いものではありません。特に女性の皮下脂肪は寒さから身体を守り、種の保存のために必要なものです。できるだけ減らすべきであり、病気との相関関係があるのは、内臓脂肪なのです。

内臓脂肪が多いかどうかは、エコー検査やCTスキャンなどの画像診断でわかりますが、お腹だけがぽっこり太ってしまっている人は内臓脂肪がたくさんついてしまっている可能性が高いです。

内臓脂肪で有名なのは、肝臓の周りに脂肪がびっしりついてしまう脂肪肝でしょう。内臓脂肪はほかの臓器の周りにもついて、その臓器の働きを低下させていきます。繰り返しになりますが、内臓脂肪は主に糖質の摂りすぎによって作られるものであり、決して脂質の摂りすぎで作られるわけではありません。その証拠に、内臓脂肪を落とすのは比較的簡単で、糖質量をコントロールすると、あっという間に落ちていきます。

ですから、痩せたいと思っている人は、がんばってカロリー計算をしたり、ただカロリーが高いからという理由で脂質を控えることは、まったく意味がないということを理解してください。要は、カロリーよりも、何を食べているのか、もっと言えば、糖質をどれだけとっているのかがもっとも影響が大きいのです。

また、これも皆さんあまりご存じないのですが、食事から摂った余分なアブラは便と一緒に体外に排出されるので、基本的には摂りすぎてもさほど怖くありません。余分な脂質が体内に取り込まれてしまうのは、多量の糖質と一緒に摂ったときです。脂質が遊離脂肪酸という形で血中にいると、インスリンがたくさん分泌されたときに糖質と一緒に脂質も脂肪細胞に取り込まれてしまうのです。ですから、インスリン抵抗性がある方や脂肪肝の方は、糖質（少量なら問題なし）と一緒に脂質を摂るときは注意する必要があります。

逆に言えば、食事に糖質が少なく、インスリン抵抗性も脂肪肝もなく、消化酵素や胆汁酸が十分にある健康体の方の場合、余分な脂質は便と一緒に排出されるので、脂質をたくさん摂ってもまったく心配はいらないのです。

アメリカではじまった飽和脂肪酸悪者説

日本では未だに「肉のアブラは身体に悪い」と信じて疑わない人が多いのですが、これには実は歴史的な問題があります。その事実を皆さんにお伝えする前に、脂質の基本について、簡単に説明しておきたいと思います。

脂質にはいくつか分類方法があるのですが、大別すると飽和脂肪酸と不飽和脂肪酸に分けることができます。

飽和脂肪酸は安定した分子構造をしており、酸化しにくい特徴を持っています。一方の不飽和脂肪酸は構造が不安定なため、これを安定させようとしてすぐに酸化する性質を持っています。つまり、不飽和脂肪酸は熱と光に弱いのです。

これまで、肉のアブラを代表とする飽和脂肪酸は、動脈硬化を促進するのでなるべく摂らないほうが良いと、日本をはじめアメリカなどで広く信じられてきました。私も栄養学校に入った頃は、肉は少し食べて、たくさんの野菜を摂るのがヘルシーだと信じていました。この説のルーツは実はアメリカにあり、日本はそれに追随したのですが、その歴史をたどってみたいと思います。

時代は、1958年まで遡《さかのぼ》ります。このとき、ミネソタ大学のキーズ博士という人が、飽和脂肪酸は心臓疾患と動脈硬化のリスクを上げるという主張を発表しました。これこそが、飽和脂肪酸悪玉説の元凶です。

しかしこの主張をもとに後に発表した「7か国研究」は、もともと動物性脂肪の摂取が少なくて死亡率が低い7か国を選んだもので（日本も入っていました）、結論ありきで意図的に用意されたデータだったのです。

この説はアメリカで広く信じられ、1977年になると、アメリカのマクガバンという議員がアブラと心臓病には相関関係があるという報告書を発表させ、飽和脂肪酸悪玉説はさらに強固な説として広まっていくことになります。マクガバンは「肉は身体に悪い。低脂肪食品を食べよう」という方向に国を誘導していったのです。しかも加工された低脂肪食には、味をよくするために果糖ブドウ糖液糖などの糖質がたっぷりと添加されていました。

　1990年頃になると、アメリカの厚生労働省にあたる省庁が「アブラを控えて低脂肪食を食べましょう」という大キャンペーンを打ち、飽和脂肪酸悪玉説に拍車がかかりました。このキャンペーンでは、飽和脂肪酸は食事摂取量の10％以下という非常に低い値に据えられました。

　しかし、飽和脂肪酸をそこまで低く抑えると、その分を何かで穴埋めせざるを得ません。そこで当時のアメリカは、安全と信じられていた糖質で補完させようと考えたのです。そして、ただ糖質を摂るのではなく、全粒粉や玄米など外皮のついた穀類は身体に良いので積極的に摂りましょうというアドバイスも付け加えました。おそらく、ビタミンやミネラル、食物繊維が摂れる、という理由だったのでしょう。

　脂質から話がそれますが、全粒粉でも精製された小麦でも、血糖値は同様に上がる上に、外皮に含まれるフィチン酸は体内に入ると鉄や亜鉛といったミネラルを吸着して外に出してしまいます。ですから、全粒粉のパンや玄米などを食べ続けていると、人は貧血になってしまうのです。一時流行したマクロビオティックは貧血になることが問題になりましたが、それはこうした理由によります。マクロビオティックは全粒粉や玄米を主食にし、肉類・卵・乳製品を一切摂らない食事で、動物性たんぱく質に含まれているビタミンB12が不足します。B12は赤血球の材料となるので、貧血になることは避けられません。

また、玄米を常食している人は、血液検査をすると鉄や亜鉛などのミネラルが不足している人が非常に多いです。1日3食玄米にすると食物繊維が増えるのではじめのうちは便通が良くなりますが、そのまま続けていると鉄やビタミンB12などが不足しますので、元気がなくなっていきます。私も一時期玄米を食べていましたが、貧血がひどくなってしまいやめました。ミネラルが不足すれば、さまざまな栄養素の代謝がうまく行われなくなるため、体調はどんどん悪くなっていきます。全粒粉や玄米といえば身体に良いイメージが非常に強いですが、実際にはそんなことはないのです。

話を脂質に戻しましょう。以上のような経緯により、アメリカでは長い間アブラが悪者にされ、日本もそれに倣ってきました。その結果どうなったか。

アブラを控えた分を糖質で埋めることになった結果、1990年以降、アメリカでは肥満と糖尿病がものすごい勢いで急増してしまったのです。

その後アメリカでは、2014年になって雑誌「TIME」の表紙に「バターを食べよう」という飽和脂肪酸悪玉説を否定する記事が掲載され、これをきっかけにアブラを摂り、糖質を抑える方向に転換しました。国の指針も変更され、低脂肪食へのこだわりもだいぶ改善されました。

しかし、日本は未だ飽和脂肪酸悪玉説を引きずっていて、肉のアブラを否定する声が後を絶ちません。肉のアブラは冷えると白く固まるため、あれが血管の中で起こってしまうと思っている人が大変多いです。食事から摂ったアブラは脂肪酸の分解を受けるので、あのままの状態では身体の中に入りません。肉のアブラを恐れず、しっかり肉を食べていただきたいと思います。

肉のアブラは悪者ではない

２０１４年の雑誌「ＴＩＭＥ」で飽和脂肪酸悪玉説が否定された頃から、アメリカでは、次々と肉のアブラの危険性を否定する研究結果が発表されるようになりました。特に２０１７年、権威ある医学雑誌「Lancet」で、食事全体における脂肪エネルギー比が35％ほどの脂質摂取量が多い人は、少ない人に比べて心血管疾患による死亡リスクが低く、飽和脂肪酸の摂取と心血管疾患には関連がないという研究結果が発表され、これが全米に大きな影響を与えることになりました。

その後もこうした説を裏づける研究報告はたくさん上がっていて、飽和脂肪酸の摂取が多い地域と心血管疾患の数はむしろ負の相関関係にあることがわかっています。肉のアブラをたくさん摂っている地域のほうが心血管疾患が少ないのです。たとえばエスキモーはかつてアザラシの肉しか食べていませんでしたが、心血管疾患が非常に少なかったことがよく知られています。

私たちの細胞膜は脂質でできており、肉のアブラである飽和脂肪酸は細胞膜の良質な原料になります。血管の膜も心臓の膜もすべてそうなので、飽和脂肪酸がしっかり摂れていると動脈硬化や心臓病が起こりにくくなるのは当然だと思います。

飽和脂肪酸の最大の特徴は、酸化しにくい脂質だということです。酸化が進んだアブラが多い細胞膜は硬くなってしまうため、あっという間に血管の柔軟性が失われていきます。

オリーブオイルなどの不飽和脂肪酸は、そのまま体内に取り込めれば柔軟な細胞膜の原料にもなってくれるのですが、加熱してしまうと酸化して硬い細胞膜の原因になってしまいます。アブラの種類とその摂り方については本章の最後で解説しますが、とにかく肉のアブラは身体に悪くない、むしろ良いということだけは、ご理解いただきたいと思います。

たんぱく質と脂質をどのように食べるべきか、具体的な内容は第5章で述べますが、ここでどんな肉を食べるべきか、簡単にふれておきましょう。

まず、肉はどんな肉でも、どんな部位でもかまいません。その日手に入りやすいもの、食べたいと思うものを選んでください。ただ、同じ種類や部位ばかり食べ続けるとアレルゲンを作りやすくなるので、いろいろな種類をローテーションで食べるようにするとより安全です。

私の場合、2か所ほど肉を買う店を決めておいて、たとえば鶏もも肉でも、生産者が偏らないようにしています。同じ生産者のものばかりだと、やはりアレルゲンができやすくなるからです。

また、あまりにも安いスーパーなどの肉は避けたほうがよいでしょう。肉は育てられているときにどんな飼料を与えられているかによって質に大きな差が出ます。あまりに安い場合は質の悪い飼料で育てられた可能性が高く、アブラの質も悪くなります。安い肉は臭みが強かったり、アブラが黄色くなっています。良質なアブラは白っぽいのです。

たとえば牛の場合、牧草だけを食べて大きくなるのが本来の姿です。こうして育てられた牛はグラスフェッドといい、肉質もアブラも非常に良質です。しかし近年は人間の都合で、安いトウモロコシや米などの穀物を飼料に育てた肉が流通しています。こちらはグレインフェッドといいます。本来草食のはずの牛が糖質である穀物で育つと、人間と一緒で糖質過多になり、脂肪の組成がまったく違ってしまいます。

グラスフェッドの肉は赤黒い色をしていて味も非常においしいのですが、日本ではなかなか手に入りません。グラスフェッドの肉を毎日食べるのは難しいですが、あまりにも安い肉を避けることはできるはずです。

また、鶏肉についても、昆虫などを食べて大きくなるのが本来の姿ですが、トウモロコシなどを与えられて育った肉が多く流通しています。こちらも、あまりにアブラが黄色い安い肉は避けるようにしましょう。

どんな肉も、私たちの身体に入るものです。売られている姿や値段だけでなく、飼育環境にも思いを馳せて、できるだけ身体に良い肉を選ぶようにしたいものです。

コレステロール値は高いより低いほうが問題

アブラといえば、もうひとつ忘れてはならないのがコレステロールです。こちらも健康診断などで高値を指摘されることが多く、気にされている方が非常に多いです。でも、コレステロールは私たちの身体にとって非常に大切な成分であり、高いより低いほうがむしろ問題です。コレステロールについてもいろいろと誤解が多いので、ひとつひとつ説き明かしていきたいと思います。

私たちの体内でコレステロールから生成されるものは、性ホルモンや細胞膜、ビタミンDなどです。これだけでも、私たちの健康のために非常に大事な成分ということがおわかりいただけるでしょう。

実は、コレステロールの8割は私たちの身体の中で作られます。逆に言えば、食事から摂っているのはわずか2割にすぎません。体内で8割も作られるということは、それだけ必要なものだということです。食事でたくさん摂れば、体内で作る量が減らされます。このため、アメリカに続き、日本でも2015年版の食事摂取基準からコレステロールの上限値が撤廃されました。食事から摂るコレステロールと血中コレステロール濃度に因果関係はないことが、明らかになってきたのです。

一般的な健康診断では、総コレステロール値と、俗に善玉コレステロールといわれるHDLコレステロール値、そして悪玉コレステロールといわれているLDLコレステロール値があります。この中で特に問題視されるのが、LDLコレステロールでしょう。厚生労働省のホームページによれば、LDLコレステロールの正常範囲は140㎎／dℓ未満とされています。これを超えると、コレステロールが高い食品や動物性脂肪の摂りすぎに注意しましょうと指導されることが多いと思います。

しかしこの考え方は間違っています。確かに肉を食べるとLDLコレステロールは上がりますが、問題の本質はそこではないのです。

皆さんは、LDLコレステロールが血中に増えると、それが血栓のもとになって動脈硬化につながると思われているでしょう。でも実際は、そうではありません。実は

ＬＤＬコレステロールにはいくつか種類があり、一般にＬＤＬコレステロールと呼ばれているものはその総称です。ＬＤＬコレステロールの中でも動脈硬化を招くのは酸化ＬＤＬコレステロールというもので、コレステロール値が高くてもこの酸化ＬＤＬコレステロール値が低ければ、何ら問題はありません。反対に、ＬＤＬコレステロール値が基準値内でも酸化ＬＤＬコレステロール値が高ければ問題になるのです。

残念ながら、現在、一般的な病院では酸化ＬＤＬコレステロールは測定していません。自分の酸化ＬＤＬコレステロールの値を知りたければ、自費診療で行っている病院で検査する必要があります。

なお、肉のアブラ＝飽和脂肪酸で上がるのは、大型低密度ＬＤＬというもので、悪さをしません。悪さをするのは、小型高密度ＬＤＬというものです。「悪さをする」と書きましたが、本来ＬＤＬコレステロールは悪さをするものではありません。血管の内壁が傷つくときは、いろいろな酸化ダメージが重なったことで起きますが、これを救出に行くのがＬＤＬコレステロールです。ただ、小型高密度ＬＤＬはそこにくっついてしまうため、血栓ができやすくなるのです。この小型高密度ＬＤＬは、肉のアブラではなく糖質によって増えるので、やはり糖質を控えて肉や魚を食べることを改めておすすめしたいと思います。

また、コレステロールはホルモンや細胞膜の材料になるので、コレステロールが足りなくなると細胞膜も脆弱になります。特に、脳は水分を除くと65％が脂質でできているといわれており、脳の働きと脂質は深い関係にあることがわかっています。

脳の細胞膜には、いろんな神経伝達物質を取り込む受容体が備わっているのですが、コレステロールが不足すると、私たちが幸福を感じるセロトニンの取り込みもうまくいかなくなります。セロトニンに限らず、脳内を飛び交っている電気信号もコレステロールが不足すると届きにくくなるので、コレステロールが極端に低値になると、脳は本来の働きができなくなってしまうのです。

日本では、健康診断でＬＤＬコレステロールが高いと「スタチン」などのコレステロールを下げる薬をすぐ出されることがありますが、薬を出す側も出される側もよく考えていただきたいと思います。薬でコレステロールを下げてしまうと、うつのような症状が出ることがあるからです。

ですから、コレステロール値が高いからといって、すぐに心配される必要はないと思います。実は私もコレステロール値が高いのですが、特に女性は中高年になると、減少する女性ホルモンを補完しようとコレステロールが増加してきますので、ある程度数値が高いほうが良いのです。高めに維持して酸化ＬＤＬコレステロールを作らないのが理想です。糖質の摂り方に気をつければ、酸化ＬＤＬは上昇しないはずです。くれぐれもすぐに薬を飲んだり、食べる肉の量を減らしたりしないようにしてください。

ただし、コレステロールが高値の人の中には、生まれつき体質的に高くなってしまう人がいます。そういう方は、食事のコレステロールの感受性が高く、卵などを気にせず食べていると３００を超えてしまうことがあります。コレステロールが極端に高い場合は家族性高コレステロール血症の可能性がありますので、別の食事指導と治療が必要になります。信頼のおける医師に相談してみてください。薬を飲むかどうかは、できれば一度酸化ＬＤＬコレステロールを測り、数値が高かった場合は３か月〜４か月後にもう一度測って、それでも高ければ検討するべきだと思います。

摂りたいアブラと避けたいアブラ

たんぱく質にしっかり働いてもらうためにもアブラを摂りましょうと言ってきましたが、アブラなら何でもいいわけではありません。良質のアブラを選んで摂り続けていると、白目の色が白くなる、かかとがすべすべになるなど嬉しい変化が起こります。良いアブラで細胞膜の質が良くなると、血管の流動性が上がり血流が良くなるので、網膜や身体の端の細かい血管まで栄養が届くようになるからです。この章の最後に、改めてアブラの種類をご紹介し、摂りたいアブラと避けたいアブラを具体的にお伝えしていきたいと思います。

先述した通り、アブラには飽和脂肪酸と不飽和脂肪酸があります。そして、不飽和脂肪酸、つまり液体のアブラは、大きく分けるとオメガ3、オメガ6、オメガ9の3つに分けられます。

オメガ3系のアブラは、亜麻仁油、えごま油、青魚などに含まれるEPA（エンコサペンタ塩酸）やDHA（ドコサヘキサエン酸）など。オメガ6系は米油、キャノーラ油など。オメガ9系は、オリーブオイルなどが挙げられます。

このうち、オメガ3系とオメガ6系のアブラは体内で作ることができない必須脂肪酸であり、必ず食事から摂る必要があります。一方、オメガ9系のアブラは体内で作れるので必須ではありません。

中でも、できるだけ摂っていただきたいのがオメガ3系のアブラです。多くの人がまったく足りていないので、積極的に毎日摂っていただきたいと思います。

ただし、オメガ3系のアブラは非常に酸化しやすいのが難点です。亜麻仁油やえごま油は加熱するとすぐに酸化してしまうので、くれぐれも加熱料理には使わず、サラダや納豆などにかけて召し上がってください。飲み物にスプーン1～2杯入れてもよいでしょう。無味無臭なので、何にかけても味の邪魔にはなりません。

もうひとつの必須脂肪酸であるオメガ6系脂肪酸については、加工食品などに入っているため多くの現代人が過剰気味です。逆に、オメガ6系脂肪酸のアラキドン酸が体内で過剰となることで炎症の原因になっている可能性が指摘されており、オメガ6系脂肪酸は控えたほうがよいでしょう。少なくとも、食用油などで積極的に摂ろうとしないでください。

ですから、脂質の摂取を考えるなら、オメガ3系脂肪酸を意識して摂るようにするだけで問題ないと思います。サラダや納豆、温泉卵などに、亜麻仁油やえごま油と醤油または岩塩などを混ぜたものをたっぷりかけて、毎日召し上がってください。

加熱調理には、構造が安定していて酸化しにくい飽和脂肪酸、つまり動物性のアブラを使うようにしましょう。私が炒め物に使っているのはラードです。炒め用のアブラとしては100点だと思います。バター、牛脂もよいでしょう。

また、ココナッツオイルも加熱して大丈夫です。ココナッツオイルは植物由来ですが飽和脂肪酸が多く、肉のアブラと同じチームです。無臭のものも売られているので、おすすめです。ただしココナッツオイルは、産地によっては粗悪品もありますので、JASマークや製造方法を確認することをおすすめします。

なお、オリーブオイルは身体に良いと思われている方が多いですが、オメガ9系脂肪酸であるオレイン酸は体内で作ることができますし、加熱によって酸化してしまうので、あえて摂る必要はないと思います。ただし、良質なオリーブオイルには抗酸化作用が高いポリフェノールが豊富に含まれていますので、この点ではおすすめです。摂るときは完成した料理に上からかけてください。

酸化したアブラがなぜいけないかといえば、人の細胞の膜はアブラで作られるため、それが酸化したアブラで作られてしまうと、膜がガチガチになって栄養素が取り込みにくくなるなど細胞の働きが低下してしまうからです。

その点、酸化していないオメガ3系脂肪酸が細胞膜の材料としてたくさんあると、細胞膜は柔軟になり、栄養素の取り込みもスムーズに行えます。こうなってこそ、はじめてその人が持っている細胞の本来のパフォーマンスが発揮できるのです。

不飽和脂肪酸は光と熱に弱く、空気にふれるとどんどん酸化していきます。何度も使いまわされた揚げ油などは非常に酸化しているので、外食産業などの揚げ物は注意が必要です。家で揚げ物をする場合は、その都度油を交換してください。

スナック菓子などのアブラも非常に酸化しているので、よくありません。特に植物油脂や食用油脂と書いてある場合、製造段階ですでに酸化しているアブラですので摂らないようにしてください。身体に悪いことで有名なトランス脂肪酸についても注意が必要です。

トランス脂肪酸とは、植物油に水素添加して構造を安定させる工程で発生する脂肪酸のことです。マーガリンやショートニングなどに使用されます。トランス脂肪酸は人の身体で代謝できないので、口に入れてしまえば、プラスチックを食べているのと同じです。摂取したアブラで細胞膜は作られるため、トランス脂肪酸による細胞膜へのダメージが、知らず知らずのうちに蓄積されていく恐れがあります。

アブラの種類について、最後にもうひとつ、中鎖脂肪酸にもふれておきたいと思います。脂質の分類方法には、脂肪酸の炭素の数で分ける方法もあり、炭素の数によって大きく3つに分けられます。炭素がずらずらと長くくっついているのが長鎖脂肪酸、中ぐらいの長さでついているのが中鎖脂肪酸、少ししかついていないのが短鎖脂肪酸です。たとえば、亜麻仁油とえごま油は長鎖脂肪酸で、バターは短鎖脂肪酸というふうに分類します。

そして中鎖脂肪酸に分類されるのが、近年話題のＭＣＴオイルとココナッツオイルです。中鎖脂肪酸は、ほかのアブラと代謝経路がまったく異なるのが特徴です。長鎖脂肪酸の場合、口から入ると腸からリンパに入り、心臓の近くまで行ってようやく血流に乗ります。これに比べて中鎖脂肪酸は、小腸からすぐ肝臓に行くので、血流に乗るのが早く、すぐにエネルギーになります。ですから、中鎖脂肪酸は、体力が落ちている人、食事があまり摂れない人におすすめのアブラです。また、糖質過多・たんぱく質不足で消化酵素が足りず、肉が食べられないという人にもおすすめです。

特にココナッツオイルは、ラウリン酸など抗菌作用を持つ成分が含まれており、腸に優しいので腸粘膜ケアとしても非常に良いアブラだと思います。

第5章

肉や魚が「おいしく・たっぷり」食べられる身体に

まずは、小麦製品と乳製品をしっかり控えましょう

ここまで本書を読んでくださった皆さんは、たんぱく質を摂ることの大切さについてご理解いただけたのではないでしょうか。たんぱく質を吸収するためにはまず腸粘膜ケアからはじめる必要があること、たんぱく質をしっかり消化吸収するために糖質コントロールが必要であること、たんぱく質にしっかり働いてもらうためにも脂質も摂る必要があることについて説明してきました。

そこで本章では、より具体的なたんぱく質の摂り方について、ご紹介したいと思います。

この本では、「たんぱく質を1日◯g摂りましょう」と提案することはしません。テレビの健康番組や雑誌の特集では「◯◯を◯g食べると健康になれる」といった見出しがよく使われますが、そんなことを言う人がいたら、怪しいと疑ってください。

一人一人身体の状態は違いますし、すべての人に当てはまる理想の食事量などありません。「食べる」ということに対しては、数学の正解のような答えなど存在しないのです。

ですから皆さんには、自分の体調とその日食べた食事の内容を、毎日意識して観察し、たんぱく質量の増減などを日々アップデートしていってほしいのです。

さて、ここから実践編です。

何よりまずはじめにしていただきたいこと、それは、小麦製品と乳製品（バターを除く）をしっかり控えることです。

ここを飛ばしては先へ進めないと思ってください。

これはなかなかハードルが高いようで、残念ながら、あっという間に諦めてしまう方が多くいらっしゃいます。ここが一番のがんばりどころです。どうぞ明るい未来のことを想って、ぜひ続けてみてください。

起床時のだるさ、日中の眠気、身体が重い、意欲が出ない、お腹の調子が悪い、疲れやすい、ぐっすり眠れない、肌荒れが治らない……。こうした不調が当たり前になっていると、もはや不調であることにその人自身が気づいていない可能性があります。そうした方は、腸粘膜の炎症が改善してはじめて、自分の本来の体調に気づかれます。

ですから、自分は関係ない、小麦や牛乳のアレルギーではないなどと思わずに、まずは2週間、小麦製品と乳製品を摂らない生活をしてみてください。そして、ご自身の身体で、腸粘膜の炎症が改善するとはどういうことなのか、体感していただきたいのです。小麦製品も乳製品もとてもおいしいですし、さらに麻薬なみの多幸感を生むため、栄養士や医師に言われたくらいでは、続けることは困難だと思います。「体調がいい！」という体感が得られれば、それが何より強いモチベーションになるはずです。

小麦製品や乳製品をしっかり抜くと、最初の数日は吐き気やだるさ、頭痛など、具合が悪くなる人がいます。これは禁断症状といわれるものです。アルコールや麻薬の離脱が難しいのと同じで、これまで小麦製品や乳製品の摂取が多かった人ほど、この症状が強く出る傾向があります。でも安心してください。アルコールや麻薬の離脱と大きく違う点は、早ければ数日、遅い人でも2週間でこの不快な症状は治まってくることです。それまでの辛抱です。その頃になると猛烈にほしいと思わなくなり、摂らないことが楽になってきます。そして待っていた体感が感じられるはずです。

小麦製品の代替として、米粉１００％のパンや麺などの商品がたくさん出ていますので、積極的に活用してみてください。オーツ麦やもち麦など、小麦以外の麦製品もグルテン様たんぱく質が含まれていますので摂らないようにしましょう。麦と名前のつくもので安全なものは、ハトムギのみです。

普段、料理をしないという方は、外食か惣菜を買うことになるかと思いますが、目で見て明らかに小麦が入っているものは避けるようにしてください。細かく材料を確認すると小麦が含まれていることは多いですが、はじめのうちはとりあえずそこまで気にされなくてよいと思います。

それから、ビールにもグルテンは含まれていますが、パンに比べると影響は少なくなります。ウイスキーなど蒸留酒はさらに製造過程でグルテンが少なくなりますが、どちらもグルテンが含まれていることは覚えておいてください。アルコールが好きな方は、できれば米焼酎や芋焼酎などの麦が入ってないものを召し上がってください。

麦茶も大麦が原料ですので、ビールと同様に控えたほうがよいでしょう。

注意していただきたいのは、青汁です。身体に良いイメージが定着していますが、ほとんどの商品が大麦を原料にしていますので、飲まないようにしましょう。

乳製品の代替品としては、豆乳やアーモンドミルク、山羊の乳で作られたものがあります。

カフェなどで、若い方がフラッペをおいしそうに飲んでいるのをよく見かけます。大手カフェチェーンのフラッペには、角砂糖20個程度の糖質とたっぷりのカゼインが入っています。これを1杯飲めば、血糖値の乱高下が起きやすくなり、糖質をエサに増えるカンジタ菌やカゼインによって、リーキーガットを悪化させてしまいます。また、カゼインは葉酸の取り込みを障害することも併せてお伝えしておきます。

何より怖いのは、前立腺や子宮など生殖器への影響です。一般に流通している牛乳の中にはホルモンを攪乱させる成分が含まれている可能性があるからです。乳牛を早く成長させようとホルモン剤をエサに混ぜたり、病気にかからないよう抗生剤を注射したりする場合があります。こうした薬剤は脂質によく溶けるので、脂肪分が豊富な乳に大量に含まれることになってしまいます。

フラッペなどの乳製品を毎日のように何年も飲み続けていれば、15～20年後に身体への影響が出てくる可能性があります。女性でしたら乳がんや卵巣がんや子宮がん、男性は前立腺がんや精巣がんなどに罹患するリスクが増大してしまいます。健康で、今は何の問題もない若い世代の方は、なかなか自分ごととして捉えることは難しいかもしれませんが、これから妊娠や出産を考えている若い世代の方は特に、男女ともに乳製品を控えてほしいと思います。

たんぱく質が豊富な食品と食べ方の注意点

それでは、たんぱく質が豊富な肉、魚、卵、大豆製品について、それぞれの特徴と注意点を挙げておきましょう。

◎肉類

肉の種類はどれでもかまいません。

鉄が多いのは牛肉、ビタミンB群補給には豚肉などとよく聞きますが、食べられる量が大事ですので、そのとき食べたいと思うものを選んでください。

ただし、毎日同じものを食べているとアレルゲンができやすくなるので、ローテーションで肉の種類を変えるようにしましょう。

部位についても、もも肉の次はむね肉など、ローテーションで食べるようにしてください。豚の脂身や鶏の皮など脂質が多いところも気にせず召し上がってください。無理して食べる必要はありませんが、避ける必要もありません。

格安すぎる肉の場合、飼料の関係でアブラの質が悪くなっている場合があるのでおすすめできません。ただし、高ければ良い、というわけでもありません。たとえば、A5ランク級の牛は糖質たっぷりのエサで育てられ、炎症を起こすオメガ6系脂肪酸のアブラが多い肉です。おいしいサシは要注意なのです。ステーキなら赤身肉をおすすめします。

なお、大豆ミートと呼ばれる代替肉は、ビタミンB_{12}がまったく含まれていないので、本当の意味での肉の代替にはなりません。

◎魚介類

魚介類は、良質なたんぱく質と脂質が入った素晴らしい食品です。できれば魚をたっぷり食べていただきたいところですが、調理が面倒なのと、可食部分が少ないため、1尾食べても肉に比べるとなかなか量が摂れないことが難点です。ですから、まず初級者の方は、肉からたくさん食べるようにしたほうがはじめやすいと思います。ある程度たんぱく質が食べられるようになってきたら、週に2、3回、魚を食べるようにするとよいでしょう。

私のおすすめは刺身です。盛り合わせを買ってくれば調理の手間は要りませんし、たんぱく質量が加熱調理により目減りすることもありません。アブラも良い状態で摂れるので言うことなしです。1人前では足りないので、1・5人前くらい食べてほしいところです。1人前を召し上がるのであれば、肉野菜炒めや納豆など、違うたんぱく質をプラスしてください。

煮物にすると調味料の糖質が増えるとか、塩焼きは塩分が高いとか、そういったことはあまり気にせず、まずは食べたい調理法でたくさん食べることを優先しましょう。

ただし、多くの魚には水銀の問題があり、食物連鎖によって大きい魚ほど含有量が多くなります。水銀などの重金属は身体の代謝に必要な酵素の働きをブロックしてしまうため、さまざまな不調の原因となってしまいます。日本人はもともと魚をよく食べるので諸外国に比べて体内の水銀の蓄積量が多い傾向があり、マグロなどの大型魚を毎日食べるのは問題があります。多くても週に1回程度にしましょう。

◎卵

卵も非常に良い食品です。卵のコレステロールを気にされる方がいますが、家族性の高コレステロール血症の方以外は、卵を食べてもコレステロール値は上がりません。1日に3個くらい食べても大丈夫です。

ただし、卵のたんぱく質はアレルゲンとなりやすく、毎日食べていると抗体を作りやすくなってしまいます。卵アレルギーにならないように、週に2日ほど卵を食べない日を作ってください。

おすすめは亜麻仁油と醤油をかけた温泉卵です。肉を食べると胃もたれするという方でも、非常に食べやすいと思います。

◎大豆製品などの植物性たんぱく質

大豆製品は良質なたんぱく質食品ですが、動物性たんぱく質に含まれているビタミンB_{12}が含まれていません。ビタミンB_{12}は赤血球を作るのに必要な栄養素です。赤血球は、神経伝達物質生成やエネルギー産生に欠かせない鉄を運ぶ重要な役割を果たしているのですが、ビタミンB_{12}が不足すると、赤血球の質が低下してしまうのです。

また、アミノ酸スコアといって、たんぱく質の質を表す成分表があるのですが、このスコアが動物性たんぱく質のほうが高く、植物性たんぱく質はやや落ちます。

ですから、まずは肉や魚、卵をメインにして、動物性たんぱく質の不足分を補うものとして、大豆製品などの植物性たんぱく質を摂るようにしてください。

◎豆類に関する注意点

古くからよく食べられてきた豆類にも、たんぱく質は豊富です。しかし、豆類を多食することはあまりおすすめできません。レクチンといって、グルテンやカゼインのように腸粘膜を荒らす物質が含まれているからです。ただし、納豆のように発酵している豆は大丈夫です。レクチンの問題はまだあまり知られていませんが、今後出てくると思います。豆類は旬のものを、適量食べるようにするとよいでしょう。

必要なたんぱく質量は、「気持ちよくお腹いっぱい」が目安です

ここから、たんぱく質と脂質をしっかり摂る食事のコツと注意点を、さらに具体的に挙げていきましょう。

私がおすすめするたんぱく質の量は、その人が「気持ちよくお腹いっぱい」になれるマックスの量です。

肉や魚、卵を中心に、足りない場合は大豆製品などをプラスして摂ってください。食事中に少しでも胃もたれなど感じたら、すぐに箸をおいてください。

この量は、年齢や体重はもちろん、腸粘膜の状態や遺伝的要因まで、あらゆる要因ごとに最適な量が違います。同じ人でも日によって違うでしょう。つまり、必要なたんぱく質量は、自分で試行錯誤して見つけていくしかないのです。

〝1日○gは必ず摂りましょう〟といった考え方は、その人のたんぱく質の消化吸収

能力を無視していることになってしまい、非常に良くありません。絶対にたんぱく質を無理して摂ろうとせず、食べていて気持ちがいい量をジリジリと少しずつ増やしていってください。

無理してたんぱく質の量を増やそうとすれば、体調も悪くなりますし、いつまでたってもたんぱく質を消化吸収できる身体になりません。何より、不快なので続けられないでしょう。焦らず、少しずつたんぱく質の量を増やしていきましょう。

ひとつの目安になる量は、1食150g程度の肉を食べられるかどうかです。胃もたれせず、これくらいの量の肉を食べることができれば、まずは第1段階クリアと考えてよいでしょう。

より具体的な食事の内容は、肉を1食あたり150g食べても胃もたれ等の不快症状がない人・ある人で変わってきます。それぞれについて、さらに詳しく見ていくことにしましょう。

肉をたくさん食べられない人は、どうしたらいいのか

◎肉をたくさん食べても不快症状（胃もたれ等）がない場合

肉や魚、卵、大豆製品などを「気持ちよくお腹いっぱい」になるまで、食事の最初に食べましょう。野菜や汁物は、なるべくたんぱく質のおかずのあとに食べてください。ごはんなどの糖質は、一番最後に食べるようにしましょう。

たんぱく質をある程度食べることができているので、糖質コントロールをはじめても大丈夫でしょう。まずはごはんを今の半分の量に減らしてみてください。慣れてきたら、1日3食のうち1食はごはんなどの主食はなしにしてみてもいいですね。心身ともに調子が良い場合は、さらに少しずつ糖質の量を減らしていきましょう。糖質を減らす分、たんぱく質と脂質をしっかり増やすことをお忘れなく。

糖質コントロールは、必ずたんぱく質と脂質がしっかり摂れるようになってからは

じめるようにしてください。糖質だけを先に減らすのは御法度です。肉や魚の量を少しずつ増やしていき、最終的には糖質を摂らなくても満足できるようになるのが理想的です。

◎不快症状（胃もたれ等）がある場合

肉や魚、卵、大豆製品を1食150g食べられない場合、まずはたんぱく質のおかずを「気持ちよくお腹いっぱい」になるまで食べてください。それから、野菜や汁物、ごはんを食べて、少しでも胃もたれや膨満感を感じたら、その日の食事はそこで箸をおくようにしましょう。

その上で、たんぱく質の量を少しずつジリジリ増やしていきましょう。昨日より少しでも増やせたらいい感じです。もし、増やせなくても、日によっては減ってしまったとしても決して焦らずに、自分の身体の声を聞いて「気持ちよくお腹いっぱい」かどうか確認しながら、たんぱく質の量を増やしていってください。

酢の物や梅干し（ハチミツ不使用がおすすめです）など酸を含むものは、胃酸の分泌を促してたんぱく質の消化を助けてくれます。大根おろしに含まれている酵素はたんぱく質の分解を助けてくれるので、一緒に食べると消化が楽になります。

サプリメントで消化酵素を摂るのも、非常に効果的です。胃もたれなどの不快症状がひどい場合は、食前に消化酵素のサプリメントを摂って、まだ足りない自前の消化酵素の分を助けてもらいましょう。

たんぱく質がある程度食べられるようになって自前の消化酵素が作れるようになってきたら、消化酵素のサプリメントは不要になります。個人差はありますが、3か月から半年ほどで消化酵素から卒業できます。その日が楽しみですね。

肉の形状については、最初は挽き肉からはじめると消化が楽だと思います。ハンバーグや麻婆豆腐、ガパオライスなどの挽き肉の量を少しずつ増やしていってください。ハンバーグに大根おろし（食物酵素）を乗せてポン酢（酸）をかけるおろしハンバーグは、たんぱく質増量初期に特におすすめです。

たんぱく質増量初期の間は、まずは肉・魚・卵を食べて、最初のうちはたんぱく質のおかずだけでお腹がいっぱいになり、野菜が食べられなくなっても良しとしてください。特に高齢の方は、肉より野菜をたくさん食べることが身体に良いと思ってらっしゃる方が多いように思います。まったく野菜を摂らないのは問題がありますが、まずは肉を食べられるようになることのほうが大事です。たんぱく質が食べられるようになってきたら野菜の量も徐々に増やしていきましょう。

なお、たんぱく質で胃もたれなどの不快症状があるタイプの人は、いきなり糖質を制限するのは厳禁です。糖質に依存した解糖系の代謝でほとんどのエネルギーを産生している可能性がありますので、急に糖質を減らすとかなり具合が悪くなる場合があります。まず、たんぱく質や脂質の摂取量を増やすことを優先してください。糖質のコントロールは、たんぱく質や脂質を食べても胃もたれしないようになってからです。この順番を間違えないようにしてください。

おすすめしたいアブラ、おすすめできないアブラの見分け方

アブラについては第4章で詳しく解説しましたが、商品を選ぶ際の注意点など、もう少し情報をプラスしておきましょう。

アブラでもっとも摂っていただきたいのは、オメガ3系の亜麻仁油やえごま油です。ただし、亜麻仁油やえごま油ならなんでも良いわけではなく、必ず「低温圧搾」「コールドプレス」と表記されているものを選んでください。植物油の製造は、高温処理で製造するのがもっとも安価な方法です。しかしこの製造方法では、相当酸化してしまいますのでおすすめできません。低温圧搾製法は、熱を加えず圧力をかけてアブラを抽出する方法で、良質な脂肪酸を酸化させずに取り出すことができます。低温圧搾で作られた商品は、パッケージに必ず「低温圧搾製法」と表記していますので、表記のない商品は選ばないようにしましょう。

高温処理された亜麻仁油などのオメガ3系脂肪酸は、酸化が進んでいるため普通のサラダ油よりも身体に悪い脂質となっている可能性があります。亜麻仁油もえごま油も、低温圧搾で作られたものでなければいくら摂っても意味がないのです。大手メーカーの中には、高温処理で安く亜麻仁油やえごま油を作っているところがあるので注意しましょう。

バターは、その元となる牛乳を提供した牛がどんな生育状態で育ったかによって、アブラの良しあしが違ってきます。もっとも良いのは、牧草で育った牛の乳から作られたグラスフェッドバターです。オメガ3系脂肪酸やビタミンAを豊富に含んでおり、一番おすすめです。しかし、非常に高価なので、使い続けるのは難しいと思います。バターはある程度値段で判断して、あまりに安いものは避けるようにしましょう。

中鎖脂肪酸のアブラには、中鎖脂肪酸が60％程度含まれたココナッツオイルと、中鎖脂肪酸100％のMCTオイルがあります。MCTオイルの原料はココナッツ油やパーム油ですが、できればココナッツ由来のものを選んでください。

胃がもたれやすくあまり食事が摂れないような人は、中鎖脂肪酸を食事にプラスすると良いと思います。

特に、腸にも優しいココナッツオイルがおすすめです。ココナッツオイルは飽和脂肪酸も含まれていて加熱にも強く、いろいろと使い勝手が良いと思います。無臭タイプも売られているので、1本あると便利です。

また、MCTオイルは、最初にたくさん摂るとお腹を壊すことがあるので注意してください。まず最初は小さじ1杯から。大丈夫であれば翌日は小さじ2杯、さらに大丈夫ならその翌日は小さじ3杯摂ってみてください。それで大丈夫なら、もう量はあまり気にする必要はありません。最初に便がゆるくなるようなことがあっても、慣れてくると元に戻るので、心配しなくても大丈夫です。

中鎖脂肪酸については、安全な原料で作られていることを表すJASマークがついているものを選ぶのがよいでしょう。

糖質量は段階を踏んでコントロールしましょう

ここで改めて、糖質コントロールの注意点を確認しておきたいと思います。

これまで述べてきた通り、糖質の量を減らすタイミングは、たんぱく質と脂質がしっかり摂れるようになってから。目安としては、最低でも1食150g程度の肉が食べられるようになってからです。

たんぱく質摂取に本格的に取り組む気になった人の中には、いきなり糖質を減らしてしまう人がいます。トレーニングジムの減量メニューなどの中には、すぐに糖質を減らしてしまうものが少なくありません。しかし、たんぱく質や脂質などの栄養素が不足していて糖質からのエネルギー産生に頼ってきた人は、サブ回路である解糖系しか回せていない可能性もあるので、いきなり糖質をセーブすると体調が悪くなってしまうことがあります。

健康な方であれば、一気に糖質を減らしてもうまく乗り切れる人がまれにいますが、これはむしろレアケースです。糖質を減らすのは、必ずたんぱくと脂質を増やしてからにしてください。

皆さん、必ず食事で摂る必要がある「必須アミノ酸」や「必須脂肪酸」という言葉を聞いたことがあるのではないでしょうか。でも、「必須糖質」という言葉はありません。糖質を摂らなくても私たちは「糖新生」という仕組みによって、自ら糖を作り出すことができるからです。

まずはご自身の体調が良いのはどのくらいの糖質量なのか、実験する気持ちで試してみることをおすすめします。

それから、これは糖質のことではありませんが、大事なことなのでここでもう一度、念を押させてください。たんぱく質の量を増やす際は、絶対に無理をしないでください。グルテンやカゼインを摂らなくなると腸粘膜の炎症は2週間ほどで状態が良くなってきますが、たんぱく質をもりもり食べられるようになるまでは、ある程度時間がかかります。少しずつジリジリとたんぱく質の量を増やしていってください。

甘い物への欲求は、食事量や栄養素の不足のサインです

食事とともに考えたいのが間食についてです。

結論から言うと、腸粘膜の炎症も改善して、たんぱく質と脂質の量が満ち足りてくると、間食は摂らなくても平気になります。ほしくなくなるのです。もし食事を変えてしばらくたってもおやつなどの甘い物がほしいなと思ったら、それは食事の見直しが必要なサインです。

食事が整うまでは、さまざまな栄養素の不足によりTCA回路がうまく回せず、猛烈に甘い物がほしくなることがあると思います。そういうときは、甘い物ではなく、紅茶やほうじ茶などの温かい飲み物にココナッツオイルを小さじ1杯ほど入れて飲むと、メイン回路への良い材料補給となりますので、甘い物への欲求がだんだん薄れていきます。

あるいは、甘い物の代わりに、焼き鳥やイカなどのおつまみ、ゆで卵を食べるのもおすすめです。

甘い物欲求が重症のとき、またはココナッツオイルや焼き鳥などがないときは、本物の高級チョコレートを少量いただきましょう。乳脂肪がしっかり入っている本物を選ぶとよいでしょう。安価なチョコレートは乳脂肪が少ない分、食用油脂や砂糖などが多く使われているのでおすすめできません。

くれぐれもおせんべい、クッキー、ドーナツなど、糖質だらけのものに手を出さないように。果汁100%のジュースやスムージーも、糖質が非常に多いので摂らないようにしてください。空腹時の糖質は血糖値の乱高下の原因になり、インスリンが過剰に出て中性脂肪を身体に蓄えてしまいます。

また、空腹時に甘い物を食べて血糖値が乱高下すると自律神経が乱れ、メンタルの不調にもつながります。

甘い物を食べるとほっとするという人は多いですが、それは一時的に血糖値が上がり、脳内でセロトニンが増えるからです。でも、それはほんの一瞬です。インスリンが分泌され血糖値が急降下すると、今度は眠く、だるくなります。すると急に下がった血糖値を無理やり上げようとして、グルカゴンやアドレナリンといったホルモンが分泌されます。これらは〝闘争のホルモン〟でもあるので、分泌されるとイライラしてしまいます。

そして、イライラが続くと不安と緊張が高まり、また甘い物を口にしてしまう。するとまたインスリンで血糖値が下げられ、眠い、だるいという繰り返しが3回くらい起きてしまいます。インスリン抵抗性が高い方は、もっとひどい状態になるでしょう。

甘い物を習慣的に食べている人は、インスリン抵抗性が高くなっている可能性があります。こうなると、甘い物はもちろん、パンなどをちょっと食べただけで血糖値の乱高下が起きやすくなり、負のループから抜けられなくなってしまいます。

かつての私もそうだったので、あのどうしようもなく甘い物がほしくなる感覚はよくわかります。

甘い物が食べたくてたまらないというのは、身体の中で何かが起きている証拠です。切羽詰まったような甘い物への欲求は何かしらの栄養素の不足で、口さみしい場合は食事量が不足している可能性が高いと思います。理想的な食事をしていて、身体の中も健康であれば、甘い物を強く欲することはなくなるはずです。

とはいえ、甘い物を一緒にいただくことで、人と人がつながったり、心がふれ合ったりすることはあると思います。まったく食べるな、と言うつもりはありません。たまに人と会ったときなど、ご褒美として食べるぶんには問題ないと思います。

でも、日常的に毎日おやつの時間に甘い物を食べるのは、すぐにでもやめていただきたいと思います。甘い物に呼ばれるようにして食べるのではなく、こちらから選び取って食べるのが理想です。食事を整えて、心身ともに調子が良くなってくると、甘い物と上手に付き合うことができるようになります。そう考えれば、小麦製品と乳製品を控えたり、たんぱく質をしっかり摂るようにすることにも、いっそう前向きに取り組めるのではないでしょうか。

食事を変えることで、人生が変わります

たんぱく質の重要性を理解していても、その第一段階として小麦製品と乳製品（バター以外）をやめるのに二の足を踏む方は少なくありません。確かに、パンやパスタ、ピザ、シチュー、カレー、ケーキやお菓子類など、小麦と牛乳が含まれているメニューは非常に多く、おいしそうなものばかりなので、躊躇されるお気持ちはよくわかります。

実際、「だるいし眠いけれど、まあなんとか仕事もできている」くらいの方々（多くの現代人が当てはまると思います）は、なかなか小麦と牛乳をやめてくれません。

家族がいる場合、理解してもらうまではなかなか大変かもしれません。私の場合は、食事を変えて徐々に身体の調子が良くなっていく姿を家族に見てもらえたことで、今では家族も一緒に取り組んでくれています。

また、食事で肉や魚をたくさん摂るとなると、食費がそれなりにかかります。でも、食事を整えることで健康になると、医療費をはじめ、効いているのかいないのかよくわからなかった健康食品等にかかっていたお金が、かからなくなります。心の状態も安定して、ご自身の本来のパフォーマンスが発揮できるようになるわけですから、お金には代えられない、その方にとって財産といえるものが得られるはずです。日々の食事にこそ、投資するべきではないでしょうか。

ですから皆さん、まずは2週間、小麦製品と乳製品を完全にやめてみてください。2週間後、明らかに体調が良くなっているはずです。そこで体感した感覚を忘れないでいただきたいと思います。

さらにそのまま続けていると、だるくて辛かった人でも、自分から身体を動かしたくなってくるでしょう。

たんぱく質などの栄養素が不足して元気がなくなっている方や、副腎疲労で苦しんでいる方に、最初から運動をすすめる医師は非常に多いです。でも心身ともに弱っているときは生命維持活動に栄養素が優先的に使われるので、運動なんてとてもできません。それなのに運動しなければと思えば、それがまたストレスになるばかりです。

まずは運動のことは置いておいて、たんぱく質が食べられるようになることだけに専念してください。そうすれば少しずつゆっくりと元気が出てきて、「なんだか、今日は散歩がしたいな」と、自然に身体を動かしたくなってくるはずです。それは栄養素が身体の中にしっかり吸収されはじめた証拠。運動はそれからはじめれば良いと私は思います。

私はかつて、恥ずかしいくらいの怠け者だったのに、今では家族に煙たがられるほど元気です。食事を変えた最初の頃はたまに食べていた小麦製品と乳製品を完全に摂らないようにしてからは、さらに調子が良くなってきています。

食事を変えたことで、人生が変わったと言っても過言ではありません。

そしてそれは、私に限った話ではなく、誰にでも起こり得ることなのです。食事を変えることで得られるこの感覚を、一人でも多くの方に体感していただき、そして、本来の自分を取り戻してほしいと思っています。

おわりに

たんぱく質の「正しい」摂り方について、おわかりいただけたでしょうか。

〝食べる〟ことと〝身体の代謝〟について、少しでも興味を持ってくださったのなら嬉しく思います。

健康になりたい。皆そう願うでしょう。

そして健康とは、身体の健康だけではないと思います。

人に優しくしましょうとよく聞くけれど、身体がしんどいときに優しい気持ちになるのは難しいはずです。逆に、日々の体調が良ければ自然に優しい気持ちになれるのではないでしょうか。

食事を変えるということは、自分だけでなく自分の周りの環境をも変える力を持っていると思います。

まずはあなたが食事を変えてみませんか。

そして、あなたが親ならあなたの子どものために食事を整えてあげてください。

あなたが子どもなら、あなたの親や大切な人に正しい食事のことを伝えてほしい。

経営者や教育施設のトップの方が、もしこの本を読んでくださったのでしたら、社員や学生のために「正しい」食事を提供する場を作ることを考えていただけないでしょうか。

社員食堂の設置や食事代の補助、食のポスター掲示などできる範囲でいいので、少しずつ食の環境を変えていってほしいのです。

社員研修やコーチングより、学科の新設より、食の環境を何より優先して整えることを検討していただけたらと思います。

いま、コロナ禍で収入が減ってしまった方が多くいらっしゃると思います。収入が減ってしまったとき、まず削れるところといえば食費ではないでしょうか。特に肉などのたんぱく質はそれなりに値段がしますので、真っ先に減らす人が多いでしょう。

それでもお腹を満たさなければいけないので、必然的にたんぱく質と比較して安価な炭水化物が増え、近い将来にはたんぱく質不足（消化酵素不足）となって肉が食べられない……（詳しい仕組みについては本書で説明しています）。

これは、決して私の妄想ではないと思います。

たんぱく質が不足すると、身体だけではなく、その人の精神面にもかなり悪い影響があることは、この本の中でお伝えしています。

子どもたち、若者たち、中高年、誰もたんぱく質を不足させないための仕組みを早急に作らなければ、手遅れになってしまう。

肉や魚などの食品購入に対して、国は税の軽減などの対策を講じて個人が安定購入できる仕組みを作るべきです。

国民皆が、食事が十分に摂れて身体と心が安定してはじめて、社会の安定があると思います。

税制の改革を今すぐに実行することが難しいなら、せめて「正しい」食の情報を皆に届けられる仕組みを作ってください。

国は中期的・長期的な視点に立って国民の健康を守る責任があるはずです。

私たちは国の財産です。

一人一人が当たり前のこととして食事ができるということが、国にとっての財産を増やすことになると思います。

すべての人が、「正しい」食事を十分量摂ることができる世の中になってほしい。

私の心からの願いです。

最後に、今回このような機会を与えてくださった青春出版社の福田尚之氏、私の拙い文章を読みやすくまとめてくださった上原章江氏に感謝申し上げます。

わがまま放題のスタンダードではない栄養指導をさせていただいている、ルネスクリニックの皆様にも感謝しかありません。特に平野敦之先生がいてくれたからこそ、この機会に恵まれることができました。改めて感謝申し上げます。

そして、若い頃の私も今の私も変わらずあたたかく支えてくれている大切な友人たち、そして最愛の家族へ、今の私があるのはあなたたちのおかげです。本当にありがとう。

金津里佳

主な参考文献

『「代謝」がわかれば身体がわかる』大平万里　光文社
『炭水化物が人類を滅ぼす』夏井睦　光文社新書
『炭水化物が人類を滅ぼす【最終解答編】』夏井睦　光文社新書
『糖尿病の真実』水野雅登　光文社
『「糖質過剰」症候群』清水泰行　光文社
『肥満・糖尿病の人はなぜ新型コロナに弱いのか』清水泰行　光文社
『タンパク質とからだ』平野久　中公新書
『脳を司る「脳」』毛内拡　講談社
『最強の栄養療法「オーソモレキュラー」入門』溝口徹　光文社
『2週間で体が変わるグルテンフリー健康法』溝口徹　青春出版社
『「血糖値スパイク」が心の不調を引き起こす』溝口徹　青春出版社
『この食事で自律神経は整う』溝口徹　フォレスト出版
『うつ・パニックは「鉄」不足が原因だった』藤川徳美　光文社新書
『骨と筋肉が若返る食べ方』大友通明　青春出版社
『ケトン体が人類を救う』宗田哲男　光文社新書
『MCTオイルで病気知らずの体になる！』宗田哲男　河出書房新社
『腸内細菌の逆襲』江田証　幻冬舎
『小腸を強くすれば病気にならない』江田証　インプレス
『高タンパク健康法』三石巌　阿部出版
『ビタミンE健康法』三石巌　阿部出版

『医学常識はウソだらけ』三石巌　祥伝社
『牛乳は子どもによくない』佐藤章夫　ＰＨＰ研究所
『うつぬけ食事術』奥平智之　ＫＫベストセラーズ
『カロリー制限の大罪』山田悟　幻冬舎
『炭水化物の食べすぎで早死にしてはいけません』江部康二　東洋経済新報社
『油・脂肪で健康寿命をのばす！』日経ＢＰ社
『スポーツ栄養学』寺田新　東京大学出版会
『なぜ「牛乳」は体に悪いのか』フランク・オスキー　東洋経済新報社
『オーソモレキュラー医学入門』エイブラハム・ホッファー　アンドリュー・Ｗ・ソウル　論創社
『果糖中毒』ロバート・Ｈ・ラスティグ　ダイヤモンド社
『食のパラドックス』スティーブン・Ｒ・ガンドリー　翔泳社
『頭がよくなる全技術』デイブ・アスプリー　ダイヤモンド社
『小麦は食べるな』Dr.ウイリアム・デイビス　日本文芸社
『「いつものパン」があなたを殺す』デイビッド・パールマター　三笠書房
『アルツハイマー病　真実と終焉』デール・ブレデセン　ソシム
『生化学』薗田勝　羊土社
『基礎生化学』池田和正　オーム社
『日本人の食事摂取基準２０２０年版』第一出版

本書の情報及びデータは、２０２３年４月現在のものです。

青春新書
INTELLIGENCE

こころ涌き立つ「知」の冒険

いまを生きる

〝青春新書〟は昭和三一年に――若い日に常にあなたの心の友として、その糧となり実になる多様な知恵が、生きる指標として勇気と力になり、すぐに役立つ――をモットーに創刊された。

そして昭和三八年、新しい時代の気運の中で、新書〝プレイブックス〟にその役目のバトンを渡した。「人生を自由自在に活動《プレイ》する」のキャッチコピーのもと――すべてのうっ積を吹きとばし、自由闊達な活動力を培養し、勇気と自信を生み出す最も楽しいシリーズ――となった。

いまや、私たちはバブル経済崩壊後の混沌とした価値観のただ中にいる。その価値観は常に未曾有の変貌を見せ、社会は少子高齢化し、地球規模の環境問題等は解決の兆しを見せない。私たちはあらゆる不安と懐疑に対峙している。

本シリーズ〝青春新書インテリジェンス〟はまさに、この時代の欲求によってプレイブックスから分化・刊行された。それは即ち、「心の中に自らの青春の輝きを失わない旺盛な知力、活力への欲求」に他ならない。応えるべきキャッチコピーは「こころ涌き立つ〝知〟の冒険」である。

予測のつかない時代にあって、一人ひとりの足元を照らし出すシリーズでありたいと願う。青春出版社は本年創業五〇周年を迎えた。これはひとえに長年に亘る多くの読者の熱いご支持の賜物である。社員一同深く感謝し、より一層世の中に希望と勇気の明るい光を放つ書籍を出版すべく、鋭意志すものである。

平成一七年　　　刊行者　小澤源太郎

著者紹介

金津里佳〈かなづ りか〉

1970年沖縄県生まれ。北陸学院大学短期大学部食物栄養学科卒業。医療法人美健会ルネスクリニック東京・管理栄養士。産科婦人科、人工透析科、栄養療法を主とする自由診療クリニックでの勤務を経て、2019年より現職。「人の身体はみな同じではない」ことを常に意識して、日々の栄養カウンセリングに臨んでいる。「食事は治療」との信念から、一生続く食事という行為を根本治療と捉え、論拠が納得できる正しい情報をすべての人に届けたいと、心の底から願っている。

9割《わり》が間違《まちが》っている
「たんぱく質《しつ》」の摂《と》り方《かた》

青春新書
INTELLIGENCE

2023年5月15日　第1刷
2024年8月30日　第20刷

著　者　金《かな》津《づ》里《り》佳《か》

発行者　小澤源太郎

責任編集　株式会社プライム涌光

電話　編集部　03(3203)2850

発行所　東京都新宿区若松町12番1号 〒162-0056　株式会社青春出版社

電話　営業部　03(3207)1916　振替番号　00190-7-98602

印刷・中央精版印刷　製本・ナショナル製本

ISBN978-4-413-04669-5

こころ涌き立つ「知」の冒険!

青春新書 INTELLIGENCE

真相解明「本能寺の変」 光秀は「そこに」いなかったという事実	菅野俊輔	PI·626
13歳からのキリスト教	佐藤 優	PI·627
知らないと怖い がん検診の真実	中山富雄	PI·628
「給与明細」のカラクリ	梅田泰宏	PI·629
いい人間関係は「敬語のくずし方」で決まる	藤田尚弓	PI·630
常識として知っておきたい日本語ノート	齋藤 孝	PI·631
定年格差 70歳でも自分を活かせる人は何をやっているか	郡山史郎	PI·632
「ヨーロッパ王室」から見た世界史	内藤博文	PI·633
お酒の「困った」を解消する最強の飲み方	溝口 徹	PI·634
「食」の未来で何が起きているのか フードテックのすごい世界	石川伸一［監修］	PI·635
その「うつ」っぽさ適応障害かもしれません	岩波 明	PI·636
脳の寿命を決めるグリア細胞 実は、思考・記憶・感情…を司る陰の立役者だった	岩立康男	PI·637
いま知らないと後悔する2024年の大学入試改革	石川一郎	PI·638
自己肯定感という呪縛 なぜ低いと不安になるのか	榎本博明	PI·639
孤独の飼い方 群れず、甘えず、私らしく生きる	下重暁子	PI·640
ユダヤ大富豪に伝わる最高の家庭教育	天堤太朗	PI·641
UCLAで学んだ「超高速」勉強法	児玉光雄	PI·642
世界史で深まるクラシックの名曲	内藤博文	PI·643
一瞬で心が整う「色」の心理学 色の力で、仕事・人間関係・暮らしの質を上げる	南 涼子	PI·644
70代現役!「食べ方」に秘密あり	生島ヒロシ 石原結實	PI·645
「生前贈与」のやってはいけない 知らないと損する相続の新常識	税理士法人レガシィ 天野 隆 天野大輔	PI·646
「中学英語」を学び直すイラスト教科書	晴山陽一	PI·647
暮らしを彩る日本の伝統 「文様《もんよう》」のしきたり	藤依里子	PI·648
すごいタイトル㊙法則	川上徹也	PI·649